AF476153

DE LA

GROSSESSE MULTIPLE

PAR

CASIMIR LEBEL

DOCTEUR EN MÉDECINE DE LA FACULTÉ DE PARIS,
ANCIEN ÉLÈVE DES HÔPITAUX ET DE LA CLINIQUE D'ACCOUCHEMENTS,
MÉDAILLE DE BRONZE DE L'ASSISTANCE PUBLIQUE.

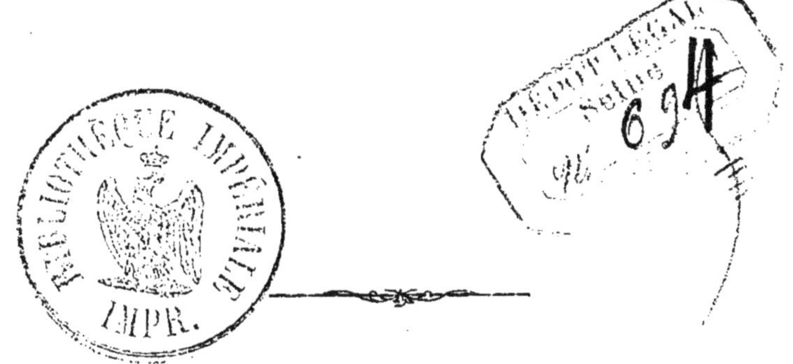

PARIS
LEFRANÇOIS, LIBRAIRE-EDITEUR
9, RUE CASIMIR-DELAVIGNE, 9

1869

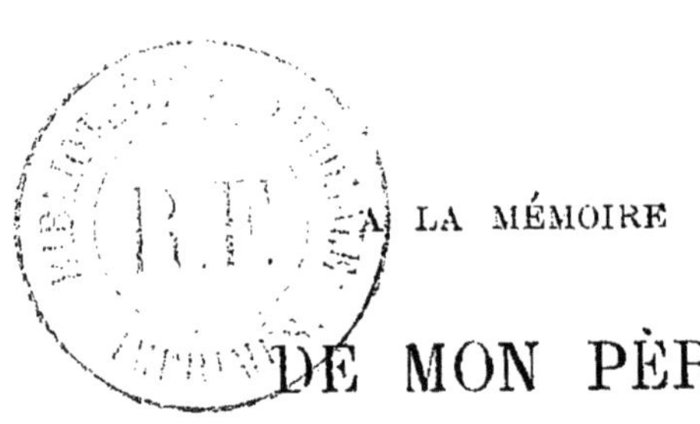

A LA MÉMOIRE

DE MON PÈRE

Docteur de la Faculté de médecine de Wilno,
Médecin des hôpitaux civils et militaires,
Secrétaire de la Société médicale de Varsovie,
Officier de l'Ordre *virtuti militari* de Pologne, etc.

A M. DEPAUL

Professeur de clinique d'accouchements à la Faculté
de médecine de Paris,
Membre de l'Académie de médecine,
Officier de la Légion d'honneur, etc.

Recevez, cher maître, le témoignage public de ma reconnaissance, pour les conseils que vous m'avez prodigués, les enseignements que j'ai puisés auprès de vous, et la bienveillance que vous m'avez toujours témoignée.

DE LA

GROSSESSE MULTIPLE

PREMIÈRE PARTIE

GROSSESSE

DÉFINITION.

Sous le nom de grossesse multiple on comprend celle, dans laquelle deux ou plusieurs fœtus sont renfermés dans la cavité utérine.

La grossesse multiple de même que la grossesse gémellaire, qui comprend deux enfants renfermés dans la matrice, ont été différemment appelées par les auteurs. Guillemeau la nomme grossesse des gémeaux, les autres, simplement gémeaux ou jumeaux, puis grossesse double, jumellaire, composée, multifœtale, etc.

Nous adoptons le nom de grossesse multiple, qui est admis par tous les auteurs modernes.

FRÉQUENCE.

La grossesse multiple n'est pas très-fréquente dans l'espèce humaine, il en est de même dans toutes les espèces animales qui ont un utérus uniloculaire. A chaque conception, cet organe ne reçoit habituellement qu'un seul œuf, ce qui explique la fréquence de grossesses simples, mais il peut arriver que deux ou plusieurs ovules soient fécondés ensemble et transportés ensuite dans la matrice ; ces ovules en se développant donneront lieu à une grossesse multiple, composée de deux ou un plus grand nombre de fœtus, selon qu'il y a eu deux ou plusieurs ovules fécondés.

La grossesse double est infiniment plus commune que les autres espèces de grossesses multiples. — La moyenne générale donne un accouchement gémellaire sur 70 à 80.

La grossesse triple est bien plus rare, les observations ne manquent cependant pas. Elle a été observée par Mauriceau, de La Motte et d'autres auteurs. M. Stoltz a publié deux cas observés par lui à Strasbourg.

Nous en avons trouvé une dans les observations de la Clinique et nous avons vu une femme à Montreuil, cette année, qui est accouchée de deux filles et d'un garçon.

Sur 13,360,559 naissances observées en Prusse dans un espace de vingt-quatre ans, il y a eu 1689 exemples de grossesse triple. La moyenne générale est de 1 sur 7,500 accouchements environ.

Celle de quatre enfants est encore bien plus rare, Mauriceau, Viardel, Miglietta, Bourdois, Lacroix et d'autres auteurs en citent des exemples.

Sur le même nombre de naissances qui ont eu lieu en Prusse, la grossesse quadruple s'est rencontrée 36 fois. Ce qui fait 1 accouchement quadruple sur 371,126 accouchements.

Enfin la grossesse de cinq enfants, qui, pour tous les observateurs modernes, paraît représenter la limite des accouchements multiples, a été observée par Peu, Pigné, Lauverjat, Kennedy, Hall et d'autres; elle est la plus rare.

Si nous recherchons sur un nombre de 484,350 accouchements, observés en Allemagne, en Angleterre et en France, les faits qui sont propres à chaque pays, nous verrons, que les proportions diffèrent sensiblement dans chacun d'eux. Ainsi, c'est en France que les grossesses multiples sont le plus rares, le rapport des grossesses doubles aux simples serait de 1 à 92 environ et de 1 à 11,105 pour les grossesses triples. En Allemagne où elles sont plus fréquentes, le rapport serait de 1 à 84 pour les grossesses doubles, de 1 à 7,182 pour les triples et de 1 à 125,693 pour les grossesses quadruples. Enfin, dans la Grande-Bretagne où les conditions organiques qui favorisent les conceptions multiples, paraissent plus communes encore, le rapport des grossesses doubles aux simples serait de 1 à 63, de 1 à 4,311 pour les grossesses triples, et de 1 à 77,613 pour les quadruples.

Suivant Collins, les grossesses multiples seraient proportionnellement plus communes en Irlande qu'en Écosse et en Angleterre. Pline assure que les grossesses multiples sont plus fréquentes dans les pays chauds que dans les climats tempérés et froids.

Sur 14,333 observations de la Clinique, recueillies pendant dix-huit ans, nous avons trouvé 140 exemples de grossesse double et 1 de grossesse triple, ce qui fait 1 sur 102 1/3 pour la première et 1 sur 14,333 pour la seconde.

Sur 484,350 accouchements dont les observations ont été recueillies en Allemagne, en Angleterre et en France, 6,330 accouchements multiples ont eu lieu, c'est-à-dire 1 sur 76. Parmi ces accouchements, on a noté 6,248 accouchements doubles (1 sur 78), 78 triples (1 sur 6,209) et 4 quadruples (1 sur 121,082).

	Nombre d'enfants.	Jumeaux.	Trijumeaux.	Quadrijumeaux.	Garçons.	Filles.	Morts.
Dervers, Arnell et Moore....	35000	200	1	»	»	»	»
Madame Boivin............	20517	153	3	»	»	»	»
Merriman................	1813	22	1	»	929	884	»
Maison de Dublin..........	106766	2110	26	1	55804	50962	9497
Madame Lachapelle........	37895	444	5	»	19474	18421	2291
Nægele..................	415	6	1	»	199	216	31
Boër....................	6555	92	»	»	»	»	463
Richter..................	2571	52	4	»	»	»	»
Riecke..................	219353	2545	34	2	»	»	»
Mazzoni..................	452	9	»	»	»	»	»
Hôtel-Dieu, 1829..........	280	4	»	»	»	»	»
Waller..................	291	3	»	»	»	»	»
Ramsbotham..............	48996	536	3	»	»	»	»
Baudeloque..............	20357	154	3	»	»	»	»
Collins..................	129172	2062	29	»	»	»	»
Igleby..................	6583	85	»	»	»	»	»

Une autre question qui se présente est celle de la fréquence relative du sexe des enfants.

Sur 136 observations recueillies par nous à la Clinique, il y avait 46 fois deux garçons, 50 fois deux filles et 40 fois un garçon et une fille. Dans un cas de grossesse trijumellaire, un garçon et deux filles. Voici le résumé statistique donné par les auteurs :

	Observations.	2 garçons.	2 filles.	Fille et garçon.
Clarke..............	184	47	68	71
Collins..............	240	73	67	97
Baillarger...........	256	100	58	98
Levez..............	33	11	11	11
Total avec celles de la Clinique..........	849	277	254	317

En résumé, l'étude de ces 849 cas montre, qu'on observe habituellement le même sexe chez les deux jumeaux, que deux garçons se voient plus souvent que deux filles et que, dans la grossesse double comme dans la grossesse simple, le sexe mâle prédomine.

Dans les deux cas de grossesse trijumellaire rapportés par M. Stoltz, les trois enfants étaient mâles.

Dans deux cas de grossesse quadrijumellaire, observés à Strasbourg, une fois, il y eut quatre garçons, et l'autre fois, quatre filles.

CAUSES ET PHYSIOLOGIE.

a. L'âge. Nous avons trouvé, dans les bulletins de la Clinique, que c'est de 21 à 28 ans que le nombre des accouchements gémellaires est le plus considérable. A partir de cet âge le nombre diminue de beaucoup, que la femme ait moins de 21 ou plus de 28 ans. Nous n'avons trouvé qu'un cas de grossesse gémellaire chez une femme de 44 ans et un seul chez une de 18 ans. Ce sont les deux extrêmes des femmes, soit plus âgées, soit plus jeunes, accouchées à cette Clinique d'une grossesse double. La femme accouchée de trois enfants à la même Clinique avait 26 ans.

L'âge prédispose-t-il aux grossesses multiples?

Nous ne saurions nous prononcer à ce sujet. Néanmoins, il semblerait résulter de ces observations que ce n'est que quand la femme est en pleine activité de fonctions, qu'elle peut être mère de plusieurs enfants.

b. Les grossesses multiples sont-elles plus communes chez les femmes primipares ou, au contraire, chez celles qui ont déjà eu des enfants?

Sur 140 observations de la Clinique, nous avons trouvé

51 primipares et 89 multipares. Sur 240 cas de l'hôpital de Dublin, rapportés par Collins, 168 étaient multipares et 72 primipares.

Nous croyons donc que cette différence considérable suffit, pour prouver la prédominance de la multiparité dans les grossesses multiples.

c. Baillarger pense que les femmes hystériques sont plus prédisposées que les autres aux grossesses multiples. Nous n'avons pas de preuves suffisantes à ce sujet.

d. L'hérédité est certainement une prédisposition aux grossesses multiples. Nous en avons trouvé 13 exemples à la Clinique dans lesquels la femme elle-même accouchait pour la seconde ou la troisième fois de plusieurs enfants, ou bien dans lesquels la femme ayant la grossesse double, avait comme antécédents des faits semblables chez sa grand'mère, chez sa mère ou chez une de ses sœurs.

Nous avons vu cette année un exemple des plus curieux de ce genre. Une femme âgée de 24 ans, jumelle elle-même, accoucha à la Clinique de deux enfants, à huit mois et demi de sa grossesse.

Sa grand'mère a eu trois grossesses gémellaires, les enfants ont tous vécu. Sa mère a eu deux grossesses doubles, les trois autres enfants sont morts à un âge assez avancé. Cette femme ne présentait du reste aucune autre particularité remarquable.

Smellie parle d'une femme qui a eu quatre grossesses gémellaires successives. Dugès en cite une qui a eu sept enfants en trois grossesses de même successives.

e. La grossesse multiple doit-elle être attribuée à l'homme ou à la femme?

Tous les auteurs ont cru que c'est à l'homme plutôt qu'à la femme qu'il faut attribuer la fécondation de plusieurs germes dans la grossesse multiple. Plusieurs exemples fabuleux, racontés par diverses personnes et répétés ensuite par les auteurs, faisaient soutenir longtemps cette opinion. Ainsi par exemple :

Ambroise Paré parle d'un accouchement de vingt enfants en deux fois.

On lit dans Sue : « Ménage nous apprend qu'un petit bourgeois de Paris, nommé Brunet, eut de sa femme vingt et un enfants en sept années de suite, qu'il est resté douze des plus forts. On doutait lequel des deux contribuait le plus à cette espèce de prodige : mais il abusa d'une jeune servante qu'il avait, laquelle au bout de neuf mois accoucha de trois enfants mâles qui, malgré la faiblesse et le jeune âge de leur mère, vécurent trois semaines. »

D'après Gardien, « on lit dans le *Journal de Médecine*, t. LIV, qu'un serrurier de la ville de Lille a fait baptiser quatre-vingt-deux enfants qu'il avait eus de deux femmes, et un négociant de la même ville quarante-deux enfants, également de deux femmes. »

D'après Velpeau : « Quelques individus jouissent d'une fécondité surprenante, et c'est tantôt l'homme, tantôt la femme qui s'en trouve pourvue. »

Enfin, l'histoire du paysan russe Wasilew, dépasse les autres. Cet homme, à 70 ans, avait 84 enfants vivants, sur 85 qu'ils avait produits ; tous provenaient de deux femmes seulement.

Depuis les progrès de la physiologie sur la menstruation et la fécondation, on sait que c'est à la femme qu'il faut rapporter la production de plusieurs fœtus. En effet, une goutte du sperme contient une innombrable quantité d'animalcules fécondants, tandis qu'il n'y a qu'une seule vésicule de de Graaff, qui arrive chaque mois, lors de la menstruation, à la maturité complète.

Les deux ovules peuvent se détacher successivement ou simultanément, soit d'un seul, soit de deux ovaires, il en résultera toujours deux corps jaunes, qui seront la preuve d'une double fécondation, et le développement de ces deux produits devra être attribué à la femme, qui possède ces deux organes formateurs. Les deux corps jaunes sont donc une des preuves de la grossesse double.

Nous citerons, comme une exception, la présence de deux corps jaunes sur un seul ovaire, que nous avons vu cet hiver à la Clinique, dans une autopsie faite sur une femme accouchée d'un seul enfant. Ces deux corps jaunes étaient tout à fait semblables et paraissaient avoir subi tous les deux la même influence de la grossesse.

Dans ce cas, nous croyons qu'il y a eu une grossesse gémellaire et qu'un des fœtus, mort dès le début de cette grossesse, a fondu et se résorbait complétement, de sorte qu'au moment de l'accouchement il n'en restait plus de traces.

Enfin l'ancienne opinion, qui attribuait à l'ovaire droit, la production du germe mâle et à l'ovaire gauche le germe femelle, se trouve aujourd'hui démentie par la présence de deux corps jaunes sur le même ovaire et la naissance de deux enfants de sexes différents.

f. La fécondation dans la grossesse composée peut présenter les variétés suivantes :

1° Deux ovules dans les deux ovaires. Dans ce cas les œufs sont distincts et le plus souvent séparés ; leur expulsion peut donc se faire séparément.

2° Deux ovules dans un seul ovaire. C'est la variété la

plus fréquente (P. Dubois, Depaul) ; chaque fœtus aura un amnios et un chorion propre, primitivement il y a deux caduques, mais par suite de la résorption de la caduque appartenant à la cloison intermédiaire, il ne reste qu'une caduque commune aux deux œufs. On trouve deux placentas distincts, quelquefois un seul, divisé en deux parties par un pont membraneux, ou une seule masse placentaire ; malgré cette continuité il y a deux circulations distinctes. Il existe dans ce cas deux corps jaunes sur le même ovaire, comme nous avons vu plus haut.

3° Deux ovules dans une seule vésicule de de Graaff.

Comme membranes, deux amnios, deux chorions et une caduque ; un seul placenta divisé par une ligne de démarcation.

4° Un ovule contenant deux jaunes ou vitellus.

Comme membranes, deux amnios, un seul chorion et une caduque. Un seul placenta, quelquefois communication entre les deux circulations, propre à chaque fœtus. Ce cas est très-rare, mais certainement possible ; on sait en effet que la segmentation du vitellus au début de la grossesse étant mise de côté, on a trouvé plusieurs fois les granulations vitellines de l'ovule de la menstruation formant deux et même plusieurs masses (Bisschoff) ; on conçoit donc la possibilité d'une grossesse double si un pareil ovule vient à être fécondé.

g. Cette fécondation de deux ovules ou de deux vitellus a-t-elle lieu simultanément ou successivement ? Dans les cas où les deux ovules appartiennent à la même vésicule de de Graaff, ou les deux vitellus au même ovule, la fécondation doit s'opérer simultanément. Mais lorsque les deux ovules proviennent de deux vésicules distinctes, on comprend alors que leur fécondation puisse être successive et séparée par un intervalle de plus ou moins longue durée.

Pour M. Ganahl, cet intervalle est de deux ou trois semaines. Pour la plupart des auteurs modernes il serait de douze à quinze jours au plus, c'est-à-dire le temps qu'il faut à un ovule pour parcourir la trompe et descendre dans l'utérus.

L'intervalle de temps ne dépassant pas douze ou quinze jours, la superfétation, c'est-à-dire la fécondation d'un second ovule avant la descente du premier dans l'utérus, est possible ; au delà de cette limite, nous n'y croyons pas, à moins d'un utérus double, et les cas cités par les anciens comme exemples d'une superfétation ayant lieu dans un intervalle éloigné, prouve seulement leur peu de connaissances des phénomènes physiologiques du début de la grossesse.

Du reste, on peut les rapporter aux cas :

1° De la mort d'un des fœtus conservé depuis longtemps dans la matrice et expulsé avec le vivant ;

2° A des jumeaux inégalement développés ou nés à des termes différents;

3° A des grossesses extra-utérines en même temps qu'une grossesse ordinaire ;

4° A des cas d'utérus bicornes.

Pour prouver le peu de connaissances physiologiques des anciens à ce sujet, nous allons citer le passage de Mauriceau :

« Il ne faut pas s'imaginer que toutes les fois que « les femmes ont plusieurs enfants d'une même portée, « il y a eu superfétation, car ils sont presque toujours « faits d'un même coït par l'abondance de deux se-

« mences, lesquelles sont quelquefois partagées en la ma-
« trice à cause que l'éjaculation ne se fait pas tout d'un
« coup, mais en différentes reprises. Il ne faut pas croire
« aussi que la superfétation se puisse faire en tout temps
« de la grossesse, car si elle se fait. elle ne peut avoir lieu
« dans le premier ni dans le second jour de la concep-
« tion, d'autant que d'autres semences venant à être re-
« çues en la matrice il s'en ferait un mélange et une confu-
« sion avec la première, qui pour lors n'est pas encore
« revêtue de cette pellicule qui l'en pourrait séparer, la-
« quelle n'est entièrement formée qu'au sixième ou au
« septième jour, comme Hippocrate vit à cette femme dont
« il parle au livre *De la Nature de l'enfant*, qui jetta cette
« géniture vers ce tems là ; outre que la matrice se rou-
« vrant de nouveau, il se ferait un écoulement de la pre-
« mière semence, qui ne serait pas enveloppée de cette
« petite membrane qui l'en pourrait conserver. »

Les causes qui empêchent, une fois l'ovule dans la matrice, une nouvelle fécondation sont : l'hypertrophie de la muqueuse utérine qui, déjà congestionnée lors de la menstruation, se développe encore plus après la fécondation, devient livide, echymosée et présente de nombreux plis par endroits. Le boursouflement considérable de la muqueuse fait, que la cavité de la matrice existe à peine et que l'ovule, descendu par la trompe dans l'utérus, se trouve fixé à sa partie supérieure, le plus souvent entre les deux trompes, et ne peut à peine cheminer dans son intérieur, à cause de cette hypertrophie considérable.

Une autre cause serait l'oblitération du col par le bouchon gélatineux ; mais les raisons les plus sérieuses sont : la suspension du travail de la maturation et délimitaition des ovules aussitôt après la conception et la fusion des

BIBLIOTHÈQUE IMPÉRIALE IMPR.

enveloppes de l'œuf avec les parois de l'utérus, quand la grossesse est déjà avancée.

Quel est celui des enfants qu'on doit regarder comme l'aîné?

Hippocrate dit que le premier formé était au fond de la matrice ; donc le second enfant expulsé serait l'aîné.

Les Romains reconnaissaient comme l'aîné celui qui a vu le jour le premier. Plusieurs médecins de Montpellier, croyant à la superfétation, ont fait le contraire.

Aujourd'hui on est convenu de regarder comme l'aîné celui qui se présente le premier à l'orifice de l'utérus. La loi regarde comme l'aîné celui qui sort le premier.

Mais, pour démontrer toutes ces suppositions, il faudrait prouver que la fécondation a eu lieu successivement, ce qui n'est possible que dans le cas où les placentas sont complétement séparés et chaque œuf distinct.

Mais, dans ce cas encore, rien ne prouve que l'enfant conçu le premier ne s'est pas développé moins vite, et ne présentait pas un volume moindre que le second. Enfin, il peut naître avant ou après son frère.

« Il se présente encore deux questions intéressantes : 1° Un enfant se présente le premier au passage ; mais, comme il y a dystocie, on est obligé de le repousser, et, en faisant la version, on amène l'autre fœtus le premier. Quel sera l'aîné ? Thamar, femme de Juda, accoucha de Pharès et de Zara : la sage-femme, voulant faire la version parce que Pharès présentait le bras, amena le pied de Zara, qui naquit le premier ; mais, comme elle avait mis un ruban rouge au bras de Pharès, il fut considéré comme l'aîné. Nous croyons qu'avec notre législation le premier sorti, naturellement ou non, devant être considéré comme l'aîné, on devra, autant que possible, extraire d'abord celui qui se présente le premier. » (Pérotin, thèse.)

Si les deux enfants sont nés sans témoins, ou si on a oublié de noter l'ordre de leur naissance, quel est celui qui sera considéré comme l'aîné ? Dans ce cas, dit Pérotin dans sa thèse, on pourrait se fixer sur le placenta ou la partie du placenta qui sortirait d'abord.

ANATOMIE.

1° *Membranes.* — La muqueuse utérine modifiée établit le rapport de l'œuf avec l'utérus.

Lorsque la fécondation a eu lieu pendant que l'utérus est encore sous l'influence de l'excitation déterminée par l'écoulement menstruel, cette excitation, au lieu de tomber, se soutient, puis augmente ; la muqueuse utérine devient rouge, gorgée de sang, violacée, ecchymosée par places : elle se boursoufle, s'hypertrophie et forme des plis nombreux à sa surface. Cette muqueuse ainsi modifiée constitue la caduque, et c'est elle qui est expulsée aussi avec l'œuf au moment de l'accouchement.

Le chorion est l'enveloppe la plus extérieure de l'œuf. Il est formé d'abord par la membrane vitelline, qui serait remplacée ensuite par une portion du feuillet séreux du blastoderme, auquel viendrait s'adosser l'allantoïde. Pour d'autres auteurs, il serait constitué par la réunion de ces trois feuillets en une seule membrane. La transformation complète du chorion n'est terminée que vers la fin du troisième mois.

L'amnios est la membrane la plus interne de l'œuf; elle est formée par le feuillet interne du pli ou capuchon caudal et céphalique que constitue la couche externe du blastoderme autour de l'embryon. Il se développe par l'accumulation de l'eau dans sa cavité, et à trois mois prend tous les caractères d'une membrane séreuse.

Il protége l'embryon par son enveloppe et par le liquide qu'il contient.

Voyons la disposition de ces membranes dans une grossesse multiple.

A. Si deux ovules distincts sont fécondés, s'ils se fixent sur deux points éloignés l'un de l'autre et ne paraissent pas être en contact dans le commencement de la grossesse, il en résultera deux poches membraneuses complètes, dont chacune d'elles aura sa caduque, son chorion et son amnios propre.

Par le rapprochement successif et le contact des deux œufs, dans une plus ou moins grande étendue, la caduque deviendra peu apparente dans la cloison intermédiaire, elle le sera pourtant assez pour qu'il ne soit pas possible d'en contester l'existence; la cloison sera donc formée par six feuillets, à savoir : 2 caduques, 2 chorions et 2 amnios (P. Dubois).

Le plus souvent, ces deux délivres sortent ensemble après l'expulsion du second enfant; mais il est possible aussi que chaque œuf sorte séparément.

Dans cette variété, il peut arriver que, lorsque les deux œufs, par leur rapprochement complet, remplissent exactement l'utérus, la membrane caduque intermédiaire soit complétement résorbée et qu'on trouve dans la cloison quatre feuillets et pas de trace de caduque.

MM. P. Dubois et Jacquemier n'admettent pas cette forme, qui paraît être cependant la plus commune. Sur 43 exemples de la Clinique, nous avons trouvé 28 fois cette disposition.

B. Chaque fœtus a son amnios propre, le chorion et la caduque communs, la cloison intermédiaire constituée par les deux feuillets de l'amnios adossés. Cette disposition a été longtemps contestée : mais les faits observés par Dance, Mancel, par beaucoup d'auteurs, celui de Brendelius sur un cas de trijumeaux, l'ont mise hors de doute. Depuis, elle n'est point regardée comme aussi rare. Nous avons recueilli 7 exemples de cette disposition.

Il faut supposer dans cette variété : un ovule avec deux germes, ou que les deux ovules étaient renfermés dans la même membrane vitelline, ou enfin que la résorption a confondu les deux chorions en un seul.

L'expulsion des deux fœtus doit nécessairement avoir lieu simultanément.

C. La disposition la plus rare est certainement celle dans laquelle il y a une poche unique, composée d'une caduque, d'un chorion et d'un amnios, contenant les deux fœtus. Elle a été mentionnée plusieurs fois d'une façon authentique. Mme Lachapelle n'en cite qu'un cas sur 36,000 accouchements observés à la Maternité. Gardien a vu une fausse couche de deux mois environ, où la même disposition existait.

Est-elle primitive ou est-elle consécutive à la résorption du feuillet amniotique intermédiaire ?

Il est difficile d'expliquer cette anomalie. En effet, l'amnios émanant de l'embryon, on devrait donc avoir autant d'amnios que de fœtus. Aussi a-t-on invoqué une théorie qui admet les deux amnios complets et distincts primitivement ; mais la cloison intermédiaire étant ensuite détruite, il résulterait un sac unique pour les deux fœtus.

M. Jacquemier attribue cette disposition à un état primitif, à une espèce de monstruosité de l'œuf, où plusieurs germes se développant dans une seule loge, donnent lieu à des fœtus multiples et isolés ; elle nous conduit, dit-il, aux monstruosités où les deux fœtus, adhérents ou confondus dans plusieurs de leurs parties, se développent dans un même amnios. Enfin, à un degré plus avancé, elle constitue l'inclusion qui, pour Guillemot et Cazeaux, forme une variété à part, et qui est distinguée en superficielle ou cutanée, profonde ou abdominale.

Il est plus probable que, dans ces cas, un seul ovule contenant deux jaunes s'est développé.

Il est évident que l'expulsion d'un des fœtus entraîne celle de l'autre.

Dans la plupart des grossesses triples, il y a un œuf simple et un double ; il y a eu alors fécondation simultanée de deux ovules, dont l'un renfermait deux germes. Ce qui se présentait dans les deux cas de M. Stoltz, de Strasbourg. Chacun des trois fœtus avait un amnios distinct : l'un présentait un chorion particulier, les deux autres un chorion commun. Une seule caduque les entourait dans le premier cas, de même que dans le cas observé par Davis ; les deux œufs sont restés distincts et séparés dans le second, ainsi que dans celui rapporté par Dold. Dans le cas de la Clinique, il y avait trois loges distinctes, l'une composée de quatre membranes ; de deux cloisons qui les formaient, la seconde était constituée par deux amnios seulement.

Dans un cas de trijumeaux observé par Chailly Honoré, chacun des produits était contenu dans un amnios isolé : deux d'entre eux avaient un seul chorion, le troisième un chorion particulier ; il y avait deux placentas séparés, un pour deux, l'autre pour un fœtus.

Dans celui que Pigné a vu à Strasbourg, il y avait un placenta d'où naissaient cinq cordons séparés, et il n'y avait qu'une poche, composée d'une caduque, d'un chorion et d'un amnios, dans laquelle étaient contenus les cinq enfants.

Dans l'observation de Kennedy (*London medical Gazette*), la femme avorta à trois mois de cinq enfants. Il y avait trois œufs, dont un double ; chaque œuf avait son placenta et ses membranes.

2° *Placenta.*

a. Deux placentas distincts, deux œufs distincts. On comprend que dans ces cas on puisse réellement avoir deux accouchements successifs. Ces cas sont très-rares ; néanmoins M. P. Dubois et Mme Lachapelle en rapportent des exemples.

b. Deux placentas réunis par un pont membraneux, par une portion des membranes ; ce pont peut avoir une longueur qui varie entre 2 centimètres et même moins et 10 ou 15 centimètres. Nous en avons trouvé 5 exemples à la Clinique.

c. Deux placentas réunis par des membranes supportant des vestiges placentaires, des cotylédons ayant subi la dégénérescence graisseuse.

d. Une seule masse placentaire. Les deux placentas, se touchant par une partie de leurs bords ou présentant une ligne de démarcation entre eux, peuvent offrir une circonférence qui ne sera point déformée, s'ils se touchent par une partie très-étroite de leur étendue, ou au contraire les points en contact représenteront une ligne droite ou une ligne brisée, si le contact a lieu dans une plus grande étendue. Ces placentas ont l'aspect d'une masse unique très-large et d'une forme ovalaire, la ligne de séparation est facile à reconnaître, la séparation elle-même n'est pas facile à faire, à cause d'enchevêtrement plus ou moins considérable des lobes, ce qui, dit M. Jacquemier, n'empêche cependant pas l'indépendance des délivres.

On comprend ces diverses variétés si on examine que les deux ovules peuvent se fixer en deux points différents de l'utérus ou près l'un de l'autre; dans ces cas, ils peuvent être adossés l'un à l'autre ou être séparés par une ligne droite ou brisée.

Dans la première variété, les circulations placentaires sont nécessairement distinctes; elles le sont également le plus souvent dans les deux autres; mais, dans quelques cas très-rares il existe des anastomoses entre les deux placentas par les grosses branches qui proviennent de la division des éléments du cordon se trouvant à la face fœtale du placenta, avant que ces branches aient pénétré dans l'épaisseur des cotylédons. Ces anastomoses sont surtout veineuses et ne portent ordinairement que sur deux ou un petit nombre des branches. Elles ont été vues par Smellie, Levret, Desormaux, Moreau, Velpeau, Jacquemier, Cazeaux, Prestant et d'autres. Nous en avons trouvé trois cas dans les observations de la Clinique, deux ont été vus par M. Bailly et le troisième par M. Charpentier, chefs de clinique. Ces anastomoses sont plus fréquentes dans les cas de trijumaux.

M. Jacquemier dit n'avoir pas trouvé d'anastomoses entre les petites branches, c'est-à-dire d'anastomoses profondes entre les deux masses placentaires, mais il ne les nie pas.

Il pourrait les nier cependant, car elles ne seraient possibles qu'à la condition qu'un cotylédon serait commun aux deux masses placentaires; en effet, si les vaisseaux propres à chaque cotylédon s'anastomosent fréquemment entre eux, on sait que les anastomoses n'ont jamais lieu d'un cotylédon à l'autre et que chaque cotylédon a sa circulation distincte.

Nous ajouterons enfin que c'est à ces anastomoses que sont dues les hémorrhagies par le bout placentaire du cordon après l'expulsion du premier enfant, et, si on n'a pas le soin de le lier, on peut être la cause de la mort du second fœtus.

Voici ce que nous avons trouvé dans les observations de la Clinique :

1. Un seul placenta, 4 feuillets pour la cloison, 2 chorions, 2 amnios. — 10 fois.

2. Un seul placenta, 2 feuillets pour la cloison, 1 chorion, 2 amnios. — 7 fois.

3. Placentas isolés réunis par leurs membranes, 4 feuillets pour la cloison, 2 chorions, 2 amnios. — 9 fois.

4. Deux placentas complétement séparés, 2 chorions, 2 amnios. — 6 fois.

5. Deux placentas séparés, réunis par un pont membraneux de quelques centimètres, 4 feuillets pour la cloison, 2 chorions, 2 amnios. — 5 fois.

6. Deux placentas ne formant qu'une seule masse, séparés par une ligne de démarcation, 4 feuillets pour la cloison, 2 chorions, 2 amnios. — 3 fois.

7. Placentas confondus par une partie de leurs bords, 2 chorions, 2 amnios. — 1 fois.

8. Trijumeaux placenta unique à 3 loges. — 1 fois.

Dans le cas de trijumeaux, chacun des fœtus peut avoir son placenta ou bien deux d'entre eux ont leur placenta commun, ou enfin, dans quelques cas, le placenta peut être unique comme dans le cas de la Clinique.

Dans les deux observations de M. Stoltz, le premier fœtus avait son placenta distinct, les deux autres avaient un placenta commun d'où sortaient les deux cordons. Dans celui rapporté par Bourdois, il y avait deux délivres : le premier supportait trois cordons et était adhérent à l'utérus ; le second, unique, n'avait qu'un cordon.

3° *Cordon.*

Toutes les variétés possibles d'insertion du cordon sur le placenta et d'anomalies, qui se présentent dans la grossesse simple, peuvent se rencontrer dans la grossesse multiple. Ainsi le cordon peut s'insérer au centre ou à la périphérie du placenta, sur les membranes, et aller rejoindre ensuite le placenta comme nous en avons trouvé six exemples à la Clinique. Nous dirons seulement que l'insertion sur le bord ou en raquette est bien plus fréquente dans les grossesses multiples que dans les grossesses simples, et que, dans les cas d'insertion du cordon sur les membranes, la mort de l'enfant peut résulter d'une rupture de la poche des eaux dans cet endroit, par suite de l'hémorrhagie qui se ferait par un des vaisseaux rompus.

Le cordon peut s'insérer sur les diverses parties du fœtus, ce qui est excessivement rare.

Dans les cas où les amnios sont distincts, chaque cordon allant rejoindre le placenta est indépendant dans toute sa longueur; quelquefois cependant les cordons adossés l'un à l'autre traversent la cloison intermédiaire, sans s'anastomoser entre eux, puis se divisent séparément dans la masse placentaire qui leur est propre. Dans les cas où il n'y a qu'une poche amniotique pour les deux fœtus, les cordons peuvent être distincts comme dans le cas vu par Pigné, réunis en un seul ou être enveloppés dans une gaîne commune d'une longueur variable et se diviser ensuite en allant rejoindre chacun son fœtus.

Merry a observé un seul cordon sortant du placenta et ne se divisant en deux pour se rendre à chaque fœtus, qu'à quelques pouces de l'origine. M. Jacquemier a vu un œuf composé de deux amnios et de deux chorions; les deux cordons ont été réunis dans la cloison intermédiaire et se rendaient à une seule masse placentaire.

Enfin les cordons peuvent former des circulaires, des nœuds, aussi bien dans la grossesse multiple que dans la grossesse simple.

M. Sœte, accoucheur de Gheluve, rapporte un cas fort curieux dans lequel il n'y avait qu'une poche pour les deux fœtus et les deux cordons formaient entre eux un double nœud, parfaitement bien exécuté.

Dans un cas publié par Newmann, les fœtus étaient dans une seule loge; les deux placentas réunis en une seule masse. Du centre de la masse placentaire partaient deux cordons séparés à leur origine d'environ un pouce. A sa partie moyenne, le cordon du premier enfant présentait un nœud; le cordon du second passait à travers ce nœud, lequel était tellement serré que le cordon était tout à fait étranglé. Les deux enfants étaient à terme. Le premier qui présentait le nœud est venu vivant, le second mourut probablement à la suite des tractions exercées sur le cordon par la garde, tractions qui ont étranglé le second cordon dans le nœud du premier. (*Union médicale*, 1859.)

4° *Fœtus.*

a. Les deux vivants.

Sur 136 cas d'accouchements de jumeaux dont les observations ont été recueillies par nous à la Clinique, 57 seulement ont eu lieu au terme régulier de la grossesse, 79 avant terme.

Maternité de Paris, 181 accouchements : 96 à terme, 85 avant.

Hôpital de Dublin (Collins), 240 accouchements, 213 à terme, 27 avant.

Si nous additionnons ces trois statistiques, nous verrons que le tiers des accouchements gémellaires n'arrive pas à terme.

En consultant nos tableaux pour savoir quelle est l'époque à laquelle les femmes accouchent le plus souvent, nous voyons que c'est de sept mois et demi à huit mois et demi que le nombre de ces accouchements est le plus considérable.

Cependant, dans la statistique donnée par Collins, la proportion des accouchements prématurés ne fut pas aussi grande que dans la nôtre ou celle de la Maternité; néanmoins, elle est en général fort considérable et nous pouvons positivement conclure que les grossesses multiples parviennent bien moins souvent que les autres à leur terme naturel. La distention trop considérable de l'utérus est la cause de cette expulsion des fœtus avant la maturité complète. Les anciens ajoutaient encore l'irritation de l'utérus produite par les mouvements tumultueux de plusieurs fœtus. Cette seconde cause est peu probable.

Les deux jumeaux sont toujours plus développés qu'un

seul gros enfant, j'en dirais autant pour le cas de trijumeaux et quadrijumeaux.

Ainsi les trijumeaux nés à la Clinique pesaient 6,650 gr. Les trijumeaux de Strasbourg, 1re observation, 5,880 gr., 2e observation, 8,815 grammes. Les quadrijumeaux cités par Lacroix approchaient 15 livres. Cependant c'est un cas exceptionnel et le plus souvent le chiffre n'est pas aussi élevé. La moyenne prise par nous sur 136 observations serait de 2,076 grammes pour un enfant jumeau.

Il arrive assez souvent que le premier fœtus qui se présente est plus petit que le second; les anciens supposaient que le mâle prenait toute la nourriture pour lui, devenait plus vigoureux que la femelle, que cette dernière cessait de vivre ou si elle vivait était infirme et valétudinaire.

Quant à l'inégalité de développement de deux enfants, M. Ganahl a fait quelques recherches à ce sujet portant sur 106 accouchements de la Clinique, nous les avons répétées sur 140 autres. La différence du poids qui se rencontrait le plus souvent entre les deux enfants était de 100 à 300 grammes; cependant elle a été 2 fois de 490 gr. et 8 fois de 500 gr. Le chiffre de 500 gr. lui-même a été dépassé 23 fois; les différences étaient de 550, 4 fois; de 600, 1 fois; de 650, 2 fois; de 670, 1 fois; de 700, 4 fois; de 750, 2 fois; de 800, 820, 850, 915, 950, 1,020, 1,110, 1,200 et 1,400, chacune 1 fois. Pour les trijumeaux, la différence n'a été que de 50 gr.

Cette différence suffit-elle pour expliquer la superfétation?

Nous ne le croyons pas, et quoiqu'elle fût assez notable dans quelques cas, elle est loin d'atteindre ou dépasser les extrêmes qu'on peut rencontrer pour les enfants, provenant de grossesses simples, se developpant quelquefois dans des conditions en apparence identiques. Le plus souvent d'ailleurs, le développement plus considérable d'un des placentas montre le rapport qui existe entre les deux enfants.

Cependant, les cas les plus nombreux de superfétation cités par les anciens ont été fondés ou sur cette différence de poids de deux enfants provenant d'une grossesse double ou bien sur l'existence d'intervalle de durée variable qu'on a vu quelquefois s'écouler entre la naissance du premier et celle du second enfant.

Dans la plupart des cas, les deux fœtus naissent ensemble et la différence entre la naissance du premier et celle du second est très-peu considérable. Les observations de la Clinique nous montrent qu'elle a été de cinq à quarante-cinq minutes dans la plupart des cas. Il n'en est cependant pas toujours ainsi, il peut arriver, et les cas ne sont pas rares, qu'après l'expulsion du premier enfant, l'utérus ne contenant plus qu'un corps dont le volume est en rapport avec son extensibilité normale, revient sur lui-même et que l'expulsion du second fœtus se fasse attendre plusieurs heures (comme nous avons pu en recueillir plusieurs exemples), plusieurs jours et même plusieurs mois, si les contractions étaient prématurées. — Voici encore des exemples de superfétation pour les anciens. On peut très-bien s'expliquer cet accouchement prématuré par la trop grande distension de la matrice et le retour de la grossesse à ses conditions régulières, pouvant alors arriver jusqu'au terme par la cessation des excitations produites auparavant sur les parois de cet organe.

J'ai à peine besoin de faire observer que cela pourra arriver principalement lorsque les deux placentas sont séparés, sans avoir aucune connexion entre eux. Cependant, il peut arriver dans quelques cas, qu'après l'expulsion de l'un des enfants son placenta continue à vivre et même à se développer davantage, jusqu'au moment de l'expulsion de l'autre. C'est cette masse sortant avec le second enfant, qui a été désignée, dans des cas très-rares, sous le nom de môle charnue.

Mme Boivin rapporte, dans son *Mémorial des accouchements*, qu'une dame de Saint-Germain en Laye, enceinte de quatre mois et demi, fit subitement une fausse couche. Étant rétablie et voyant son ventre grossir et ses règles ne pas reparaître, elle crut qu'un second enfant était resté dans la matrice. Elle appela alors son accoucheur qui lui persuada qu'elle ne pouvait pas être enceinte, elle se crut alors affectée d'une maladie très-grave; mais quatre mois et demi après sa fausse couche, elle fut guérie en accouchant d'un garçon vivant et à terme.

Voici un autre exemple rapporté par M. P. Dubois dans ses leçons cliniques :

« Une dame enceinte, et déjà mère de plusieurs enfants, voulut se rendre à Paris de la campagne qu'elle habitait. En levant la jambe pour atteindre le marchepied de l'une des petites voitures qui, sous un nom très-vulgaire, faisaient presque seules alors le service de Paris à Versailles, elle éprouva une vive douleur dans la région inférieure de l'abdomen. Cette circonstance la détermina à renoncer à son voyage; elle rentra chez elle, et peu d'heures après elle rendit un caillot volumineux, au milieu duquel se trouvait un œuf complet de deux mois environ.

« Naturellement, elle pensa qu'elle n'était plus enceinte; cependant son ventre conservait un développement dont elle était surprise, et elle le fut beaucoup plus encore lorsque, deux mois plus tard, des mouvements intérieurs semblables à ceux qu'elle avait ressentis dans ses précédentes grossesses se manifestèrent. Je fus appelé pour l'éclairer sur sa véritable position: je reconnus sans peine que, malgré sa fausse couche assez récente, elle était encore enceinte, et elle accoucha en effet à son terme régulier. »

Moreau cite un cas de grossesse gémellaire dans lequel le premier enfant fut expulsé à trois mois à la suite d'une secousse que la femme éprouva, le second alla jusqu'au terme.

Tout le monde connaît le cas de l'infirmière de l'hôpital de Strasbourg, qui accoucha d'un enfant vivant et viable et qui, quatre mois et dix-sept jours après son précédent accouchement, mit au monde une fille vivante, jugée viable et à terme.

b. Un fœtus est vivant, l'autre mort.

Habituellement les deux jumeaux parviennent au même terme de la vie intra-utérine, offrent, comme nous l'avons vu plus haut, un développement à peu près égal, enfin paraissent continuer de vivre jusqu'au commencement du travail. Il peut cependant arriver qu'un des fœtus meure à une époque variable d'une grossesse multiple, l'autre ou les autres continuant à se développer. Des conséquences très-différentes peuvent alors se présenter :

1° Le fœtus mort s'aplatit, se dessèche sans se putréfier et n'est expulsé qu'au moment de la naissance régulière du fœtus vivant.

2° Le fœtus mort s'altère dans le sein de la mère, et dans ce cas, tantôt sollicite des contractions utérines prématurées et est expulsé avec le fœtus vivant, tantôt il est seul expulsé.

3° Enfin dans quelques cas très-rares le fœtus, mort et macéré, est conservé dans la matrice, par suite des adhérences qui s'établissent entre le placenta et les parois utérines, et il n'est expulsé que longtemps après le fœtus vivant. Le cas de Guillemot nous montre un bel exemple de ce genre, dans lequel l'extraction artificielle du second fœtus fut faite deux ans après la naissance du premier.

Chailly Honoré a vu chez une vieille femme de la Salpêtrière un produit de cette nature.

La conservation prolongée de fœtus desséché et aplati dans la matrice n'a lieu, que quand la mort d'un des jumeaux survient dans le premier mois de la grossesse. La putréfaction et son expulsion prématurée avant ou en même temps que celle de son frère se remarque surtout, quand la mort survient à une époque déjà avancée de la gestation.

Voici plusieurs exemples des cas divers dont nous venons de parler.

Peu rapporte qu'il fut appelé pour secourir Marguerite Quingo au tērme de sa grossesse et enceinte de deux enfants. Le premier qu'il tira avait au plus trois ou quatre mois, à demi corrompu, de couleur jaunâtre, et couvert d'un limon nitreux et granuleux comme s'il avait trempé pendant quelque temps dans la saumure ; il était en partie desséché et aplati par les côtés comme s'il eût été enfermé, dit cet auteur, sous une presse.

Le second enfant était du sexe féminin, bien développé, vivant.

Le placenta du premier enfant ne présentait que des traces de ses membranes à demi corrompues, attachées à sa circonférence ; cette masse était ronde et fort plate, semblable à une cale de la largeur du fond d'une assiette, de couleur jaunâtre pareille à celle du fœtus.

Portal en 1685, dans un accouchement de trijumeaux,

après avoir extrait un premier enfant à terme, en tira un autre dont le corps n'avait pas un travers de doigt d'épaisseur, ayant la tête aplatie et tout écrasée ; puis en reportant la main dans la matrice il en découvrit un troisième, encore plus petit, aplati, de la grosseur d'un hareng saure, aussi desséché que le premier, ayant la tête plate comme un louis d'un écu blanc, il pouvait avoir 7 à 8 pouces. Le délivre était tout racorni et fort dur, etc.

Pinart fut mandé le 18 février 1771, auprès d'une femme de 36 ans qu'il accoucha d'un enfant mort probablement à la suite d'une perte qui a eu lieu trois mois auparavant. Tout se passa, dit-il, très-naturellement ; l'enfant était corrompu, et comme le cordon était conséquemment pourri, il fut obligé d'introduire la main dans la matrice pour faire la délivrance, et il fut très-étonné en sentant un autre enfant tout chaud, ainsi qu'un amnios bien solide et bien conditionné. Enfin, il délivra la femme le mieux qu'il put, et treize jours après il accoucha cette femme d'un gros garçon qui vécut 7 mois.

Méza rapporte, qu'un des fœtus mort fut expulsé avec son délivre, et la grossesse continua ensuite régulièrement son cours.

Mauriceau a vu un fœtus d'environ 4 mois sortir à terme avec un enfant vivant. Burton cite deux cas à peu près semblables.

Smellie parle d'une femme qui accoucha d'un enfant mort depuis longtemps, à 6 mois, et deux mois après d'un enfant vivant.

Campbell : le fœtus fut expulsé le cinquième jour de la couche.

Dans le cas d'Alfon, on trouva au milieu du délivre de l'enfant à terme, un autre de 4 à 5 mois environ, ayant la tête aplatie. Celui de Sultzer était semblable, l'enfant adhérait en partie aux membranes.

Pezerat et Marie ont observé des faits analogues. Celui de Fichet de Fléchy avait 3 mois. Celui de Desormaux 6 mois.

Moreau cite un cas où la femme éprouva une forte secousse à deux mois de la grossesse, perdant du sang ; elle fit appeler Moreau qui pratiqua une saignée de 8 onces et prescrivit le repos. Plusieurs mois après, cette femme accoucha d'un enfant vivant et à terme, et d'un autre de 2 mois putréfié et aplati. Les placentas ainsi que les membranes étaient séparés.

On lit dans la *Gazette des Hôpitaux* (1858), qu'une femme, 21 jours après un accouchement à terme, rendit un fœtus de 3 à 4 mois profondément altéré.

Dans les deux cas que M. Cruveilhier a présentés à la Société anatomique, le placenta du fœtus mort était profondément altéré (dans ces deux cas il y avait grossesse gémellaire). W. Jameson (*Journal de Dublin* 1842) publie l'observation d'une femme qui accoucha d'un enfant à terme ; elle le nourrissait depuis 7 semaines, quand tout d'un coup de nouvelles douleurs amenèrent l'expulsion d'un enfant mort environ au sixième mois de la grossesse. La femme ne soupçonnait pas qu'elle continuait à être enceinte.

Comme les exemples de la mort de l'un des fœtus dans les grossesses multiples ne sont pas rares, on s'est beaucoup demandé quelle était la cause qui pouvait la produire.

En consultant à ce sujet les auteurs anciens, nous avons trouvé que Mauriceau et Peu s'expliquent la mort de l'un des fœtus, par le développement trop considérable de l'autre, qui frauderait son frère en lui prenant toute la nourriture. Le plus faible devenait languissant et mourait de bonne heure.

Pour Guillemot (*Archives de médecine*) la mort de l'un des jumeaux est due, soit à la compression contre les parois utérines par l'autre fœtus, il manque alors de place pour se développer et cesse de vivre; soit à la résistance que les parois de l'utérus opposent à un développement proportionnel au volume des jumeaux, la mort arrive alors par le même mécanisme.

Pour M. Cruveilhier l'atrophie du fœtus est la conséquence du décollement successif du placenta. Le cas du reste exceptionnel sur lequel il a fondé son opinion présentait cette particularité. L'expulsion des deux fœtus avait été précédée, sept semaines avant, d'une perte assez abondante, l'un d'eux paraissait être au sixième mois; l'autre, très-petit, desséché, de 2 mois et demi, annonçait une mort ancienne. Le placenta de ce dernier était jaunâtre, compacte et atrophié; sa surface utérine, comme cicatrisée, semblait être depuis longtemps séparée de la surface interne de l'utérus, et des petits foyers sanguins se voyaient par endroits.

Il est certain que les altérations placentaires ont été la cause de la mort des fœtus. Mais ce cas est très-rare, et dans la plupart des observations que nous venons de mentionner on n'a point observé d'hémorrhagie pendant la grossesse.

Voici ce que M. P. Dubois dit à ce sujet : « J'avouerai que cette explication (en parlant de celle de Mauriceau et Peu) généralement rejetée aujourd'hui, me paraît infiniment préférable à celle de Guillemot et Cruveilhier; elle est fondée sur un fait que personne ne saurait contester, c'est que la puissance d'absorption et d'assimilation de deux organismes, peut n'être pas égale, et que, puisant tous deux dans la circulation maternelle les matériaux qui doivent servir à leur accroissement, la prédominance de l'un peut nuire à l'exercice de l'autre. Il n'est pas d'accoucheur qui n'ait observé que, dans les grossesses gémellaires, il y a souvent entre les deux fœtus une disproportion notable de volume, de vigueur, et qui n'ait pensé que l'infériorité de l'un n'était pas étrangère à la supériorité de l'autre, et n'ait pressenti la possibilité d'une disproportion plus grande encore et finalement fatale à l'un des deux. »

Concluons donc que les causes de la mort de l'un des fœtus peuvent être : la pression contre les parois utérines, le décollement et les maladies du placenta et, le plus souvent, les maladies du fœtus ou des membranes.

Enfin, l'observation de Newman nous montre que les nœuds peuvent être aussi une cause de la mort d'un des enfants.

DIAGNOSTIC.

La grossesse multiple a été observée par les anciens; mais ils ne la constataient qu'au moment de l'accouchement, parce qu'ils manquaient des signes précis qui pouvaient leur permettre d'en supposer ou affirmer l'existence dans le cours de la grossesse.

Guillemeau donne comme signes de grossesse gémellaire, l'enflure des flancs, un enfoncement au milieu du ventre et une plus grande intensité des mouvements du fœtus.

Mauriceau n'ajoute rien de nouveau pour le diagnostic de la grossesse composée.

Portal cite un cas dans lequel il supposa une grossesse

double, d'après le développement du ventre et la grande quantité d'eau que la femme a perdue.

Nous verrons plus loin que c'est le contraire qui a précisément lieu, pour cette seconde question.

Peu ajoute la difficulté qu'ont les femmes enceintes de plusieurs enfants à respirer. Pour Viardel, Deventer, de La Motte, Smellie, l'œdème des membres inférieurs, le développement du ventre plus considérable, etc., sont des signes probables de grossesse gémellaire. L'introduction de la main dans la cavité de la matrice, soit pendant l'accouchement, soit après l'expulsion du premier enfant, permet seule d'affirmer la présence d'un second fœtus.

Rœderer rejette tous les signes donnés jusqu'alors pour diagnostiquer la grossesse double, et les attribue uniquement au développement plus considérable du ventre.

On ne trouve dans Deleurye, Raulin, Levret, Sue, Stein, Millot, Mme Boivin rien de nouveau quant à la symptomatologie de la grossesse multiple; il en est de même de Capuron, Gardien, Mme Lachapelle, Moreau, Velpeau, qui décrivent plus ou moins complétement la grossesse et l'accouchement des jumeaux, mais ils n'avancent pas le diagnostic de cette grossesse.

Ce n'est qu'avec M. P. Dubois que cette question entre dans une voie toute spéciale. Se basant sur les nombreux faits qu'il a eu l'occasion d'observer, ce savant accoucheur reprend, dans ses leçons, à l'hôpital des Cliniques, la grossesse multiple à son début, en examine successivement tous les signes, les étudie séparément et leur donne l'importance qui leur est propre.

M. le professeur Depaul est venu ajouter à ces recherches, par ses études si remarquables sur l'auscultation obstétricale. Grâce à lui, il est possible aujourd'hui de diagnostiquer non-seulement la grossesse double, mais encore la présentation et la position respective des enfants dans la cavité utérine.

Le diagnostic de la grossesse multiple, en dehors de la grossesse gémellaire, ne peut être que soupçonné; pour M. Stoltz le diagnostic de la grossesse triple est impossible. Celui de la grossesse double ne peut être porté, au plus tôt, que vers le quatrième ou cinquième mois de la gestation. (Nous dirons, en parlant de l'auscultation, que dans quelques cas on pourrait avant cette époque constater cette grossesse.)

En effet, le développement du ventre et la double circulation fœtale ne peuvent être bien étudiés avant cette époque.

Mais ces deux circonstances ne sont pourtant pas les seules auxquelles les accoucheurs ont recours; aussi nous allons examiner la valeur des différents caractères que l'on a assignés aux grossesses multiples.

1. *Signes fonctionnels.* — Nous ne dirons rien de la menstruation, elle est sujette aux mêmes variations d'irrégularité que dans la grossesse simple.

En nous basant sur nos observations, nous pouvons dire que : les nausées ainsi que les vomissements se sont présentés chez presque la moitié des femmes accouchées de deux enfants. La constipation a été, comme dans la grossesse simple, une règle générale, et nous n'avons rencontré que 6 exemples sur 140 de diarrhées rebelles et qui étaient pathologiques.

Quant aux sécrétions, elles n'ont présenté rien de particulier, nous n'avons trouvé qu'un seul cas de ptyalisme et un seul de leucorrhée abondante.

Innervation. — Trois exemples d'éclampsie se sont

présentés dans les 140 grossesses doubles observées à la Clinique.

Cette maladie convulsive serait-elle moins fréquente dans les grossesses simples? Nous le croyons, à en juger par les observations prises à la Clinique et les recherches que nous avons faites à ce sujet.

Merriman a trouvé une grossesse double sur 16 cas d'éclampsie.

Suivant la théorie qui attribue l'éclampsie à la présence de l'albuminurie dans l'urine et l'albuminurie à la compression de la veine rénale, on peut facilement comprendre que l'excès de distension de la matrice produit par la présence des jumeaux, puisse produire l'éclampsie.

Circulation. — A la suite d'une distension exagérée de l'utérus qui, en repoussant les parties molles environnantes, comprime les vaisseaux veineux, il se produit une gêne de la circulation dans la veine cave inférieure, dans les veines de la paroi abdominale, d'où 1° l'œdème des membres inférieurs, qui est beaucoup plus commun dans les grossesses multiples que dans les grossesses simples. Nous l'avons trouvé 32 fois, soit seul, soit dans quelques cas rares, accompagné d'albuminurie; 2° l'œdème sus-pubien, qui n'est certainement pas, ainsi que le précédent, un signe certain de la grossesse multiple, car il existe toutes les fois qu'il y a un développement considérable du ventre et par cela même une gêne de circulation; mais, comme son existence est fréquente dans les grossesses multiples, il peut mettre l'accoucheur sur la voie et aider beaucoup au diagnostic. Cet œdème, sur lequel l'attention des médecins a été attirée par M. le professeur Depaul, a la forme triangulaire, à base dirigée en bas et à sommet dirigé en haut; son siége est dans le tissu cellulaire de la région sus-pubienne. Dans les quelques cas de grossesse double que nous avons observés, il n'a jamais manqué; 3° les varices des membres inférieurs sont aussi plus fréquentes dans les grossesses multiples, 11 exemples ont été notés à la Clinique, deux fois elles siégeaient à la vulve, une fois sur les veines hémorrhoïdales. Huit fois les femmes ont eu des syncopes et des lipothymies avec bourdonnements d'oreille.

On comprend enfin, que la respiration est plus gênée dans les cas de grossesses multiples, par suite du développement plus considérable de l'abdomen.

Voici un cas intéressant qui s'est présenté cette année à la Clinique :

La nommée Letelher, âgée de 30 ans, se présente le 21 février 1869 à la Clinique. Le volume du ventre et l'œdème considérable de toute la partie inférieure du corps attirèrent l'attention et faisaient supposer une grossesse double. En auscultant, on trouva en bas et à gauche un bruit du cœur fœtal à 128 pulsations, en haut et à droite, un autre à 140.

Cette femme présentait une tuméfaction œdémateuse considérable, non-seulement de la région sus-pubienne, mais des parties génitales externes et des membres inférieurs. Point d'albumine dans les urines.

Les grandes lèvres, en particulier, étaient démesurément gonflées et tendues tellement que le 24 M. le professeur Depaul pratiqua quelques piqûres avec la lancette pour soulager la malade; la sérosité sortit en grande quantité. Malgré cela, la malade, jusqu'au jour de son accouchement, qui a eu lieu le 25, souffrit cruellement. Le volume considérable de son ventre l'oppressait en refoulant les poumons, au point qu'elle ne pouvait rester étendue; d'un autre côté, elle ne pouvait se mettre sur son séant, à cause de l'œdème des parties génitales, en sorte que la malheureuse femme était obligée de se tenir dans son lit dans une position mixte, en s'arcboutant sur ses mains.

Ses antécédents offrent quelques particularités. Elle a

été réglée, pour la première fois, à 12 ans 1/2. Sa dernière couche était récente ; elle avait sevré son dernier enfant, qui était le sixième, au mois d'avril. Elle avait vu ses dernières règles le 28 mai, puis un peu en juin. Ses grossesses avaient été belles et ses enfants bien portants.

Au point de vue de l'hérédité, elle présente ce cas particulier, que sa mère était elle-même une jumelle.

Le 25, vers quatre heures du matin, elle fut prise de violentes douleurs d'enfantement. Les membranes se rompirent spontanément à quatre heures et demie.

Le premier fœtus se présentait par le siége en position S. I. D. P.

Le premier accouchement se terminait vers cinq heures du matin, par la naissance d'une fille, du poids de 2,095 grammes. Vers cinq heures et demie, les contractions de la matrice n'ayant pas cessé, on rompit les membranes.

Le second enfant, se présentant en position O. I. D. P., fut expulsé facilement : c'était un garçon qui pesait 2,620 grammes.

La délivrance fut naturelle.

Dès le soir même de l'accouchement, les parties génitales externes étaient de beaucoup dégonflées, sauf une petite lèvre.

Le lendemain 26 février, la diminution de l'œdème s'accentuait encore davantage, excepté toujours une des petites lèvres, qui resta ainsi plusieurs jours.

Les suites de couches se passèrent naturellement.

Quant aux deux enfants, ils succombèrent tous deux : le premier, le surlendemain, dans un état de sclorodermie généralisée ; le second, vers le 24 du mois suivant, suite de faiblesse congénitale.

2. *Examen du ventre.* — Le ventre est plus volumineux, plus étendu sur ses côtés et proportionnellement moins saillant en avant chez les femmes enceintes de plusieurs enfants, il semble partagé en deux moitiés latérales, par un sillon longitudinal médian peu profond, mais ce caractère peut se rencontrer dans une grossesse

simple, car cette dépression dépend de la prédominance du faisceau longitudinal superficiel de l'utérus et il manquera dans les cas où un des fœtus est placé au devant de l'autre. Il sera également moins saillant en avant et plus large sur les côtés dans certaines positions du plan latéral d'un seul fœtus. Enfin, cette double circonstance se remarque dans des cas tout à fait étrangers à notre sujet et particulièrement lorsque l'utérus contient une grande quantité de liquide amniotique et en même temps un fœtus volumineux.

La forme de l'abdomen varie suivant la position des fœtus; ainsi, lorsque l'un d'eux a la tête en bas et l'autre en haut, il peut en résulter deux dépressions et deux saillies, l'une située en bas, l'autre en haut; le fond de la matrice est très-dilaté lorsque tous les deux se présentent par la tête; le contraire arrive si ce sont les deux fesses qui s'engagent les premières au détroit supérieur.

Dans le cas des trijumeaux, ces signes n'existent pas, ou, s'ils existent, ils sont changés suivant la position des fœtus. Le développement plus considérable du ventre peut seul les faire soupçonner.

3. *Palper.* — Le palper abdominal, fait avec méthode, peut quelquefois donner de bons résultats au point de vue du diagnostic de la grossesse multiple : c'est même le plus certain pour les grossesses de plus de deux enfants.

On pourra voir qu'il n'y a point d'espace vide laissé par les parties fœtales, et distinguer deux têtes ou deux fesses ou deux régions latérales. Mais cette circonstance n'est pas malheureusement fréquente; en effet, les parois abdominales sont ordinairement assez tendues. On ne peut donc les déprimer qu'au prix de vives douleurs; du reste, il n'est pas toujours facile de distinguer avec certitude les diverses parties fœtales à travers les parois abdominales, et on peut facilement prendre une extrémité pour une autre.

4. Le *toucher* seul ne nous apprendra rien ; mais il peut aider le palper en démontrant, par exemple, une tête déjà engagée dans l'excavation, tandis qu'on en trouve une autre dans un autre point du ventre.

Plusieurs accoucheurs, et Baudelocque en particulier, donnent comme un signe probable des grossesses multiples, la difficulté d'imprimer au fœtus qui se présente, un mouvement étendu de ballottement. Les deux fœtus se gênant mutuellement, restent le plus souvent élevés ; le ballottement ne peut donc pas être produit, vu la difficulté qu'on a à atteindre la partie fœtale ; puis, dans le cas où la chose serait possible, le second fœtus gêne l'ascension du premier. Cependant, si l'utérus contenait une grande quantité de liquide amniotique, on pourrait produire ce ballottement ; les cas observés par Desormaux et par Cazeaux en sont la preuve.

Nous croyons que le ballottement par lui-même, signe de peu d'importance, peut, ajouté aux autres, éclairer le diagnostic de la grossesse multiple. Dans quelques cas rares on pourra constater deux poches des eaux bomber dans le vagin. (Depaul.)

5. La sensation des *mouvements du fœtus*, éprouvée par la mère dans plusieurs endroits du ventre et à la fois, n'a qu'une médiocre importance, un seul fœtus pouvant produire le même phénomène. Quant à l'accoucheur, il est rare qu'il puisse percevoir les mouvements de deux fœtus.

6. Le diagnostic de la grossesse gémellaire ne peut être sûrement posé, que depuis que l'*auscultation* est appliquée à l'étude de cette partie de l'obstétrique.

Nous dirons d'abord quelques mots sur la valeur du bruit du souffle dans la question qui nous occupe.

M. Hohl a cru que l'extension du bruit du souffle sur une large surface, entendu dans plusieurs endroits, avec plus de sonorité et de rudesse que dans la grossesse simple, pouvait fournir un signe certain d'une grossesse multiple.

Cet auteur dit avoir entendu ce bruit dans seize grossesses doubles. Sept fois les deux bruits étaient des deux côtés et correspondaient à un double placenta ; et neuf fois d'un seul côté, il n'y a eu alors qu'un seul placenta commun.

Suivant lui, on peut diagnostiquer une grossesse double si on a entendu deux bruits de souffle, quand même on ne saisirait qu'un bruit du cœur fœtal. M. Hohl prétend que le bruit de souffle est produit par le passage du sang artériel, dans les sinus veineux du placenta ; mais, comme nous savons qu'il n'existe aucune relation entre le lieu où s'entend ce bruit et l'insertion du placenta, nous ne pouvons admettre son opinion.

Il n'y a pas de doute que le bruit du souffle utérin peut être plus étendu et plus sonore dans une grossesse multiple ; mais il en est de même lorsque l'utérus se trouve développé outre mesure par toute autre cause ; du reste, il y a deux mois à peu près, nous avons nous-même entendu un bruit du souffle très-fort, existant des deux côtés du ventre, et en même temps, chez une femme qui avait l'abdomen très-développé par un hydramnios, et qui accoucha d'un seul enfant. Du reste, dans les grossesses gémellaires, il n'y a habituellement qu'une masse placentaire, qui, au point de vue physiologique, constitue deux organes distincts.

Monod prétend que, quand il n'y a qu'un placenta commun, s'il n'existe qu'un bruit ayant une étendue plus grande et une intensité plus considérable que de coutume, il pourrait faire soupçonner une grossesse double.

M. Depaul dit n'avoir jamais trouvé de différence à ce sujet chez les femmes enceintes de deux enfants ou d'un seul.

Il n'en est pas de même des doubles battements du cœur fœtal.

Cités d'abord par de Kergadec, Laënnec, Carus, Naegele père, etc., et étudié ensuite par M. P. Dubois, et surtout par M. le professeur Depaul, qui leur a donné toute leur importance, ils fournissent au diagnostic de la grossesse multiple les lumières les plus précieuses.

Chaque fois qu'on entendra en même temps des battements du cœur en deux points éloignés de l'abdomen, avec la même intensité, avec affaiblissement graduel à partir de chacun des points vers l'autre, et qu'on aura constaté un défaut d'isochronisme de fréquence entre eux, on pourra affirmer, sans crainte de se tromper, l'existence d'une grossesse double.

Examinons chacun de ces points.

Naegele fils a fait observer que, quelle que soit la position des fœtus, on entend habituellement un bruit du cœur d'un côté et en bas, et l'autre du côté opposé et en haut. Dans les trois cas observés cette année à la Clinique, dans lesquels on a pu constater une grossesse gémellaire par avance, les doubles battements s'entendaient l'un en haut et l'autre en bas, dans les trois cas, quoique les fœtus soient venus tous deux par la tête dans les deux cas; et dans le troisième, un par l'extrémité céphalique, l'autre par l'extrémité pelvienne.

Dans les deux points où on entend le double battement, les bruits doivent présenter chacun leur maximum d'intensité ; en effet, les battements d'un seul cœur fœtal retentissent assez loin, quand ils sont forts, et on peut les entendre en des points assez éloignés ; mais ils n'ont pas, en ces divers endroits, leur maximum d'intensité. Il faut suivre avec le stéroscope toute la ligne intermédiaire à ces deux points ; s'ils appartiennent à un seul fœtus, ils seront plus intenses vers le milieu de cette ligne ; si, au contraire, on a affaire à deux fœtus, ils s'affaibliront et disparaîtront ensuite vers ce milieu, et leur maximum sera aux deux extrémités.

En même temps qu'on ausculte, il faut toucher le pouls de la mère ; car le défaut d'isochronisme pourrait dépendre de ce qu'un bruit appartiendrait au fœtus et l'autre à la mère, dont les pulsations s'entendraient jusque dans l'abdomen ; on pourrait facilement croire, dans ce cas, à l'existence de deux fœtus quand il n'y en aurait qu'un.

Le nombre des pulsations du cœur fœtal peut varier d'un moment à l'autre. Cette circonstance peut encore induire en erreur ; en auscultant, en effet, en deux endroits différents, on peut constater un défaut d'isochronisme dans les pulsations fœtales, et cependant il peut n'y avoir qu'un seul cœur, dont le rhythme s'est modifié entre les deux examens. Il faut que deux accoucheurs ou deux personnes expérimentées auscultent en même temps les deux endroits maximum, qu'ils comptent simultanément et pendant le même laps de temps les pulsations cardiaques. Si on trouve une différence notable entre ces deux chiffres, on peut être sûr de la présence de deux fœtus dans la matrice. M. le professeur Depaul dit, dans son *Traité de l'auscultation obstétricale*, que le nombre des pulsations varie entre un minimum de 6 à 8 jusqu'à un maximum de 15 à 16 et quelquefois davantage. Enfin nous dirons qu'un accoucheur peut arriver seul au même résultat, seulement il devra répéter plusieurs fois l'examen avant de porter son diagnostic.

Quoique le plus souvent les bruits des deux cœurs puissent être entendus, il arrive parfois que l'accoucheur le plus expérimenté n'arrive pas à les découvrir. Cela tient à la position respective des deux enfants : si, par exemple, un d'eux est placé en avant de l'autre, s'il y a un développement considérable de l'utérus ou des parois abdominales, ou enfin un bruit de souffle très-fort, s'entendant dans presque tout l'abdomen ; dans ce dernier cas, ils sont masqués complétement ; dans les premiers, ils sont très-faibles et très-éloignés, de sorte qu'il est impossible de les compter.

Nous ajouterons enfin que l'ausculation ne peut évidemment donner des renseignements utiles au diagnostic de la grossesse gémellaire, qu'autant que les deux fœtus sont vivants. Il n'apportera pas de grandes lumières dans les cas de grossesse multiple ; car, comme nous le verrons plus loin, la mort d'un des fœtus dans ces cas est assez souvent observée. Mais, si on a entendu d'abord battre les deux cœurs dans le ventre d'une femme, et qu'ensuite plus tard on n'en trouve qu'un à l'examen stéthoscopique plusieurs fois renouvelé, on pourra diagnostiquer la mort d'un des enfants.

Dans les cas de plus de deux fœtus, l'auscultation peut-elle fournir quelques renseignements utiles ?

M. Hohl assure qu'elle ne sert à rien, dans les cas où il y a plus de deux enfants. Velpeau croit le contraire, mais l'explication qu'il donne ne nous paraît pas satisfaisante.

« Mettez deux montres ensemble, on peut en distinguer les battements ; quand il y en a trois, cela n'est plus possible. »

M. P. Dubois, qui dit n'avoir aucune expérience au sujet de l'auscultation des trijumeaux, s'exprime ainsi sur la comparaison de Velpeau.

« La comparaison qu'emploie Velpeau des battements de plusieurs montres avec ceux du cœur de plusieurs enfants, me fait penser qu'il s'est un peu éloigné, dans l'opinion qu'il exprime à cet égard, de la sévérité habituelle de son jugement, et qu'il a plutôt résolu cette question *à priori*, qu'il ne l'a fait en se fondant sur l'observation. Je ne pense pas que l'analogie soit exacte, et d'ailleurs applicable aux cas qui nous occupent : l'oreille peut être frappée par les trois bruits des trois montres à la fois, parce qu'ils peuvent être fort rapprochés ; mais je ne pense pas qu'il lui soit possible de l'être simultanément par les doubles battements du cœur des trois fœtus. »

Kennedy a fait à ce sujet des expériences sur les femelles d'animaux en état de gestation, il dit être parvenu à les entendre très-distinctement et séparés ; mais la situation de ces fœtus, ajoute-t-il, dans les cornes utérines, se prête bien mieux aux résultats qu'il a obtenus, que celle de plusieurs fœtus dans un utérus à une seule loge.

M. Depaul dit qu'on prévoit la possibilité de reconnaître la grossesse triple dans les cas où il existerait trois doubles pulsations distinctes et non isochrones ayant chacune leur rhythme particulier.

Jusqu'à présent il n'y a qu'un seul fait dans la science, qui appartient à Naegele fils qui, à l'aide de l'auscultation, diagnostiqua une grossesse trijumellaire.

Pronostic. — Nous n'avons que peu de choses à dire sur le pronostic de la grossesse multiple ; nous en avons parlé plus haut.

Les varices, l'œdème, l'hémorrhagie, la dysurie, la dyspnée, les troubles digestifs, l'éclampsie, etc. ; la mort d'un des fœtus dans quelques cas, l'accouchement prématuré ou l'avortement sont autant de circonstances qui donnent plus de gravité à cette grossesse et mettent plus en danger les femmes qui ont plusieurs enfants dans la matrice.

On comprend que dans les grossesses multiples il succombe un plus grand nombre d'enfants que dans une grossesse simple. Le chiffre généralement admis est de 1 sur 20 pour les grossesses simples, et de 1 sur 13 pour les doubles.

Il n'en est point ainsi d'après notre relevé, et sur 150 enfants dont nous pûmes réunir les observations, il y avait ainsi : 2 fois les deux enfants étaient mort-nés et macérés ; 7 fois l'un des deux seulement était mort-né, et 44 fois ils ont succombé peu de temps après leur naissance, par suite de leur faiblesse.

Voici d'après la statistique de Clarke quel serait le chiffre de la mortalité pour les mères. Il serait de 1 sur 44 pour les grossesses doubles, la même statistique donnant 1 sur 70 pour les grossesses simples.

D'après le relevé de M. P. Dubois la mortalité, qui serait de 1 sur 90 pour ces dernières, s'élèverait de 1 sur 20 pour les premières.

Suivant la statistique de la Clinique, que nous avons recueillie, le chiffre de la mortalité serait de 1 sur 12 dans les grossesses gémellaires, mais il faut aussi tenir compte, que les femmes apportées dans cet hôpital sont quelquefois dans un état déjà très-déplorable, ayant souvent subi de nombreuses tentatives de versions ou d'application du forceps sans résultat et que par conséquent elles sont plus exposées que les autres aux diverses complications qui surviennent pendant les suites de couches. Ajoutons enfin que l'encombrement des hôpitaux a aussi une grande part dans l'augmentation de la mortalité.

En parlant des suites des couches, nous dirons qu'elles sont plus graves après un accouchement multiple qu'après un simple. Les fatigues de deux accouchements successifs, l'inertie utérine fréquente et les hémorrhagies, qui en sont la suite, enfin l'impression morale qui réagit sur l'organisme plus active après un accouchement gémellaire, explique le plus grand nombre et la plus grande quantité des accidents que l'on observe habituellement après cette espèce de grossesse.

Voici ce que nous avons trouvé dans les 140 observations de la Clinique. 12 femmes ont succombé après avoir présenté les symptômes :

De métro-péritonite, 4 fois;

De péritonite, 2 fois;

De fièvre puerpérale, 2 fois ;

Du phlegmon de la fosse iliaque, 1 fois ;

De rupture de l'utérus, 1 fois;

De la phlébite ovarienne, accompagnée d'une inflammation gangréneuse, 2 fois.

Nous dirons que sur ces 12 cas, 7 fois l'accouchement a eu lieu spontanément, 1 fois on a employé le forceps, 3 fois la version fut pratiquée ; l'une se compliqua de rupture de l'utérus et une autre a été suivie d'une application du forceps et de céphalotripe; 1 fois enfin on a eu recours à la crâniotomie et à la céphalotripsie.

La femme qui a présenté la rupture de l'utérus a été soumise, avant d'arriver à l'hôpital, à de nombreuses tentatives de version sans résultat. La version, à l'hôpital, fut exécutée promptement et n'a présenté aucune difficulté.

8 fois des accidents assez graves se sont présentés, mais ils ont pu être combattus par un traitement bien dirigé.

DEUXIÈME PARTIE

ACCOUCHEMENT.

L'accouchement de plusieurs enfants n'est le plus souvent qu'un accouchement simple, répété plusieurs fois; il n'impose donc à l'accoucheur d'autre obligation que celle, de répéter pour la naissance du second enfant et des autres, ce qu'il a fait pour le premier. Mais il n'en est pas toujours ainsi et la marche de l'accouchement multiple peut être beaucoup modifiée, comme nous le verrons plus loin, par plusieurs accidents graves.

Pour l'accouchement du premier enfant nous n'avons rien à dire de particulier, il se fait de la même manière que dans le cas d'une grossesse simple; cependant la durée du travail est quelquefois considérable, ce qui s'explique par l'excessive distension de la matrice, qui rend les contractions beaucoup moins énergiques et beaucoup moins fréquentes. L'accouchement ayant souvent lieu avant terme, le col n'a pas encore subi les modifications qui rendent à terme sa dilatation facile. L'engagement est souvent gêné par la présence du second enfant, de sorte que la partie reste longtemps élevée.

On comprend encore que dans cet accouchement la période d'expulsion soit souvent ralentie par des contractions moins énergiques et par la décomposition des forces occasionnées par la présence d'un second ou de plusieurs œufs complets ; en effet, ces contractions de l'utérus ne se font sentir sur le premier fœtus qu'à travers toute l'épaisseur des autres enfants, contenus dans cette cavité.

Nous avons consulté les bulletins de la Clinique pour savoir quelle est la durée du travail dans les accouchements multiples. Nous avons trouvé, que la moyenne prise sur 140 observations est de quatorze heures et demie pour un accouchement gémellaire. Nous avons omis à dessein le cas de rachitisme, il est clair que la cause de la prolongation du travail, qui a duré quatre jours, résidait dans le rétrécissement du bassin. Nous pouvons dire la même chose d'un autre cas où il y a eu une rigidité du col et dans lequel on a été obligé de faire des incisions pour finir l'accouchement, qui durait déjà depuis cinquante-neuf heures.

Le plus grand nombre des femmes ont souffert de huit à vingt-quatre heures, peu ont vu leur travail ne pas atteindre ou dépasser ces limites.

Nous ferons remarquer que cette moyenne de quatorze heures et demie pour une femme est considérable ; en effet nous avons vu plus haut, que le nombre des multipares était de beaucoup supérieur à celui des primipares, dans les cas d'accouchement gémellaire ; or, si nous prenons le même nombre des multipares et des primipares ayant eu un accouchement simple, la moyenne ne sera jamais aussi élevée. Nous avons fait cette recherche et nous avons trouvé que, sur le même nombre de femmes prises au hasard, la durée totale n'a été que de neuf heures dans un accouchement simple.

Si le diagnostic d'une grossesse multiple a été fait avant l'accouchement, il faut, aussitôt le premier fœtus sorti, contrôler ce diagnostic. On examinera alors le ventre de la femme, et sans beaucoup de difficultés on trouvera un utérus encore volumineux, contenant un ou plusieurs fœtus, dont on sentira plus ou moins nettement les diverses parties.

En introduisant le doigt dans le vagin, on constatera la présence d'une nouvelle poche des eaux, qui s'est formée et un corps mobile dans les membranes ; enfin, avec ce doigt on pourra distinguer la partie fœtale qui se présente. La petitesse de l'enfant qui vient de naître et le peu d'eau que la femme a perdu (Nœgele), mettront encore l'accoucheur sur la voie. Enfin, par l'auscultation, on découvrira les bruits du cœur d'un second fœtus.

Les erreurs de diagnostic ne sont cependant pas rares. M. Depaul nous a dit avoir été appelé par un médecin près d'une accouchée, dont le développement du ventre faisait croire à l'existence d'un second fœtus ; M. Depaul affirma qu'il n'y avait rien que de bien régulier dans ce volume de l'utérus.

Enfin, dans quelques cas, les contractions utérines survenant après l'expulsion du premier enfant, peuvent attirer l'attention du médecin et éclairer son diagnostic. Voici ce que dit Peu à cet égard :

« Les sages-femmes peu expérimentées font passer ces « nouvelles douleurs pour des tranchées, sans approfondir « davantage, et laissent la moitié de l'ouvrage à faire, « lorsqu'elles pensent l'avoir tout fait. »

Mais l'erreur a été commise par d'autres que par des sages-femmes.

De La Motte (obs. 164) dit : que si les douleurs ne s'étaient pas suivies, il aurait oublié un second enfant qu'il ne soupçonnait nullement.

D'un autre côté, il pourrait arriver que les contractions

de la matrice soient produites par une autre cause que par la présence d'un second enfant. Ainsi Mauriceau cite (obs. 262) un cas où la femme, après être accouchée, eut de fortes tranchées très-douloureuses, causées par une partie des membranes restée dans l'utérus. Quatre jours après, le reste du délivre ayant été expulsé, les douleurs cessèrent. Nous pouvons ajouter que ces contractions peuvent être très-douloureuses, dans quelques cas où le délivre aurait de la peine à se détacher des parois utérines. On pourrait prendre aussi pour un second fœtus, une tumeur fibreuse de l'utérus, qui a quelquefois le développement d'une tête de fœtus et plus ; un examen plus approfondi suffirait pour lever le doute. Nous avons vu dernièrement un exemple, à la Clinique, qui aurait pu en imposer.

Après la sortie du premier enfant, lorsque l'existence d'un second a été contrôlée ou constatée, on appliquera une ligature sur le bout placentaire du cordon. Cette précaution sera superflue dans le plus grand nombre des cas, mais dans d'autres elle évitera le danger qui pourrait résulter de l'omission de ce précepte. En effet, des communications peuvent exister entre les deux masses placentaires et, si on n'avait pas le soin de faire cette petite opération, on s'exposerait à la déperdition du sang du second fœtus, par le bout du cordon du premier. La mort pourrait être la conséquence.

M. le professeur Depaul, dans tous les accouchements qu'il fait, pose deux ligatures sur le cordon. Ce moyen facilite le décollement du placenta et rend l'accouchement plus propre, car le sang qui sort par le cordon ne s'écoule pas sur les draps. Cette mesure ne pouvant entraîner aucun inconvénient et pouvant être utile, nous croyons qu'elle ne doit jamais être négligée surtout dans un accouchement multiple.

Nous avons vu plus haut que l'intervalle qui sépare la naissance du premier enfant de celle du second, est le plus souvent de 5 à 45 minutes, le même travail suffit donc le plus souvent à expulser les deux ou un plus grand nombre de produits. Il n'en est pas toujours ainsi et nous avons vu, à la Clinique, que 5, 6, 8 et 12 heures ont séparé la naissance de deux enfants. Cet intervalle peut être beaucoup plus long encore et comprendre plusieurs jours ou semaines et même des mois. Il est évident que dans ces derniers cas les placentas sont indépendants et ne gênent en rien l'expulsion de chaque œuf séparément.

Peu cite deux accouchements de jumeaux dans lesquels le second enfant est resté, dans le premier cas, trois jours, dans le second, quatre jours dans la matrice, après la sortie du premier.

De La Motte (obs. 325) cite une femme qu'il accoucha, en 1687, de deux jumeaux et dont les douleurs, après la sortie du premier, ne reparurent qu'après vingt heures, où il la délivra.

(Obs. 327.) Une autre dans laquelle il délivra la femme d'un gros enfant, mais mort et macéré, et de son placenta ensuite. La femme ayant senti remuer son enfant pendant la grossesse et avant l'accouchement, il pensa qu'il y en avait un autre; il toucha, trouvant les membranes il les rompit; la matrice revint sur elle-même et la femme n'accoucha que vingt heures après d'un enfant vivant.

Le second sortit deux jours après le premier dans le cas de Dillenius, cité par Guillemot (*Arch. gén.*, 2e sér., t. I, p. 60).

Dix jours après dans celui de Courtivron (*Arch. des Scienc.*, 1751).

Deux jours dans celui de Febrius.

Huit jours dans celui de Guérin d'Illiers (*Ibid.*, 1727, § 34).

Trois jours dans celui de Ch. Gerarard (*Transact. med.*, t. 8).

A l'hôpital de Dublin, quatre femmes mirent dix heures pour accoucher de leur second enfant.

Le 4 mars 1814, à Londres, une femme a présenté six jours d'arrêt entre ses deux couches (thèse 1865).

Dans un cas observé par M. Bailly, il y avait près de 48 heures d'intervalle entre la naissance du premier et celle du second enfant.

Enfin, à la Clinique, nous avons vu qu'il y avait un cas où la femme a mis douze heures pour accoucher de son second enfant.

Après la naissance du premier enfant les contractions utérines se suspendent pendant un temps plus ou moins long. Les soins de l'accoucheur, dans le cas où elles se réveillent assez promptement, peuvent se borner à en attendre patiemment les effets ou tout au plus à frictionner légèrement le ventre. Cependant, comme l'orifice de l'utérus ainsi que les parties génitales se trouvant relâchés par le passage du premier enfant, ne présentant plus aucun obstacle, il peut arriver que les membranes du second fœtus se montrent à la vulve sans se rompre, et que dans ce cas l'œuf soit expulsé en entier. Pour éviter cet inconvénient, qui pourrait être la cause d'une déplétion trop rapide et par cela même dangereuse de l'utérus, il faudra rompre la poche des eaux. Lorsque les contractions utérines se font attendre longtemps après la naissance du premier enfant, la règle à suivre dans ce cas a été différemment indiquée par les auteurs.

La plupart des anciens accoucheurs conseillent de rompre les membranes aussitôt le premier enfant sorti, soit pour abandonner ensuite l'accouchement à la nature, soit pour extraire l'enfant immédiatement après, comme le veulent Mauriceau, de La Motte, Deventer, Deleurye, Smellie et d'autres.

Voici les paroles de de La Motte :

« Si la femme après être accouchée du premier enfant reste sans douleurs, que ce second soit mal ou bien placé, et les eaux percées ou non, j'accouche incessamment la femme. »

Deleurye dit que si la tête était trop engagée pour ne pouvoir être repoussée dans la matrice, il faudrait appliquer le forceps et terminer de suite l'accouchement.

D'autres ont donné des limites au delà desquelles, si la nature ne peut pas suffire, il faut intervenir ; mais leurs opinions sont très-variables à ce sujet. Burns, après un quart d'heure, conseille de faire la version. Gooch veut qu'on agisse deux heures après l'écoulement des eaux. Denman quatre heures après la sortie du premier. Busch deux mois après. Gardien attend plus encore. Enfin, Velpeau dit de solliciter les contractions utérines par tous les moyens connus et s'en rapporter au temps.

M. P. Dubois, frappé de cette diversité d'opinions et se basant sur sa propre expérience, a fixé cet intervalle à une heure.

Nous admettons complétement le principe posé par M. P. Dubois, principe adopté du reste par tous les accoucheurs modernes. Il nous paraît d'autant plus juste qu'il concorde complétement avec les faits que nous avons trouvés à la Clinique. En effet, la durée entre la naissance du premier enfant et celle du second, sur 80 exemples, n'a dépassé que 10 fois une heure.

Mais, avant de faire cette opération, il faut essayer de solliciter les contractions de la matrice par d'autres moyens connus, tels que : les frictions sur le ventre, les titillations du col, l'emploi du sel ergoté.

Millot veut qu'on applique un bandage légèrement compressif aussitôt la naissance du premier enfant, cette pratique n'a pas d'inconvénient.

Après une heure au plus de cette temporisation, après avoir employé tous les moyens que nous avons mentionnés, quand même on ne parviendrait pas à réveiller les contractions utérines on procédera à la rupture des membranes. Ce laps de temps suffira dans la plupart des cas, pour que la rétraction de l'utérus s'exerce avec assez d'énergie, pour qu'on n'ait plus à craindre une inertie et par cela même une hémorrhagie utérine. Du reste, cette rupture des membranes provoque par elle-même, assez souvent, la manifestation des contractions.

Dans les cas où chaque enfant sort complétement avec ses annexes, surtout si c'est un accouchement prématuré ou un avortement, il faudra attendre que la nature seule agisse, car, comme nous avons vu plus haut, il pourrait arriver que le fœtus resté, puisse aller jusqu'au terme régulier de la grossesse; dans les cas où on aura toute raison de croire que les placentas sont réunis, la règle de conduite tracée plus haut devra être suivie.

Parmi les accidents qui compliquent le plus souvent le travail d'une grossesse multiple, il faut mentionner en première ligne l'hémorrhagie et l'éclampsie qui sont surtout à redouter. Nous avons déjà indiqué d'une façon suffisante comment il faut agir pour éviter cette première complication, nous ajouterons que l'ergot de seigle, la compression de l'aorte, l'introduction de la main dans la matrice, enfin tous les moyens employés en pareil cas, devront être employés aussi bien dans une grossesse multiple que dans une simple.

Sur 140 faits, nous n'avons trouvé à la Clinique que 2 exemples d'hémorrhagie grave survenue pendant l'accouchement de jumeaux.

Nous avons vu que l'éclampsie est une complication de la grossesse normale, elle en est aussi une de l'accouchement multiple. Comme elle est plus fréquente dans cet accouchement, on surveillera avec tous les soins possibles les femmes qui en présenteraient les symptômes, soit à la fin de la grossesse, soit pendant le travail.

Enfin la procidence du cordon peut compliquer un accouchement multiple, et comme les présentations du siége sont plus fréquentes dans les grossesses multiples, le cordon est exposé à être tiraillé et comprimé.

Les fœtus, dans une grossesse multiple, ne sont pas toujours placés dans une situation invariable. Voici ce que nous avons trouvé dans nos observations au sujet des présentations et des positions fœtales :

Les deux : Sommet. 52 FOIS.	Le 1er, Sommet. Le 2e, Siége. 25 FOIS.	Le 1er, Siége. Le 2e, Sommet. 17 FOIS.	Les deux : Siége. 10 FOIS.
Le 1er, Sommet. Le 2e, Epaule (gauche 2 fois, droite 5 fois). 7 FOIS.	Le 1er, Sommet. Le 2e, Som. et un Bras. 5 FOIS.	Le 1er, Sommet. Le 2e, Som. et Main droite. 3 FOIS.	
Le 1er, Sommet. Le 2e, Som. et Pied gauche. 2 FOIS.	Le 1er, Sommet. Le 2e, Siége et Pied gauche. 2 FOIS.	Le 1er, Siége. Le 2e, Epaule. 2 FOIS.	Les deux : Pieds. 3 FOIS.

Le 1er, Sommet.
Le 2e, Pieds et Cordon.
1 FOIS.

Le 1er, Sommet.
Le 2e, Pieds.
1 FOIS.

Le 1er, Sommet et un Bras.
Le 2e, Sommet.
1 FOIS.

Le 1er, Sommet et une Main.
Le 2e, Sommet.
1 FOIS.

Le 1er Sommet.
Le 2e, Face.
1 FOIS.

Le 1er, Sommet.
Le 2e, Face, Pieds et Main droite.
1 FOIS.

Le 1er, Siége.
Le 2e, Genou droit.
1 FOIS.

Le 1er, Siége et Pied gauche.
Le 2e, Siége et Pied gauche.
1 FOIS.

Le 1er, Face et Main droite.
Le 2e, Sommet.
1 FOIS.

Trijumeaux.

Le 1er, Extrém. pelv. et pieds.
Le 2e, Sommet.
Le 3e, Extrém. pelv. et pieds.
1 FOIS.

Positions.

O. . G. Ant.	80 fois.	S. I. G. Ant.	23 fois.
O. I. D. Post. réduite	38 —	S. I. D. Post.	19 —
O. I. G. Post	1 —	S. I. G. Post.	3 —
O. I. D. Ant	6 —	S. I. D. Ant.	1 —
O. I. D. Post. non réduite	3 —	S. I. D. Trans.	1 —

C. I. Dr. Epaule droite	4 fois.	M. I. D. Post red.	2 fois.
C. I. Dr. Epaule gauche.	1 —	M. I. G. Ant.	1 —
C. I. G. Epaule gauche	1 —		
C. I. G. Epaule droite	1 —		

Trijumeaux.

1er, S. I. D. Post red.
2e, O. I. G. Ant.
3e, Inconnue.

Nous donnons ici le tableau de Cazeaux pour pouvoir comparer les deux relevés et voir quelles sont les présentations les plus fréquentes. Sur 329 accouchements :

Les deux : la Tête.
134 FOIS.

1er, Tête.
2e, Siége.
55 FOIS.

Les deux : Siége.
12 FOIS.

1er, Siége.
2e, Tête.
31 FOIS.

1er, Siége.
2e, un Pied.
11 FOIS.

Les deux : les Pieds.
8 FOIS.

1er, les Pieds.
2e, Tête.
29 FOIS.

1er, Siége.
2e, Coude.
1 FOIS.

1er, la Tête.
2e l'Epaule.
7 FOIS.

1er, Face.
2e, Tête.
1 FOIS.

1er, Pieds.
2e une Main.
1 FOIS.

1er, Pieds.
2e, Siége.
1 FOIS.

Dans les cas de trijumeaux observés à Strasbourg, les fœtus se sont ainsi présentés :

1er cas.	2e cas.
1er, Siége, 4e position.	1er, Sommet. 3e position réduite.
2e, Siége. 2e position.	2°, Epaule gauche. 2e position.
Main gauche et Cordon.	Evolution spontanée.
3e, Sommet. 1re position.	3e, Ex-pelvienne. 1re position.

On voit par ces statistiques que les deux fœtus se présentent le plus habituellement par la tête tous les deux, ou l'un par l'extrémité céphalique, l'autre par le siége, soit enfin tous les deux par le siége ou les pieds. La présentation de l'épaule ainsi que la procidence sont le plus souvent consécutifs à la sortie du premier enfant, car on voit que ni dans notre tableau, ni dans celui de Cazeaux, il n'y a point d'exemple de présentation de l'épaule pour le premier enfant.

Nous avons trouvé cependant un exemple de ce genre dans les observations de la Maternité, que nous publierons plus loin.

Dans les accouchements de trijumeaux, il n'y a rien de fixe sur les présentations. Les fœtus peuvent tous se présenter par la tête ou bien l'un d'eux prendre une autre position.

Dystocie.

Nous avons vu plus haut que quand tout marche bien, il faut abandonner à la nature le soin de l'accouchement multiple. Nous allons dire quelques mots des cas où l'intervention est nécessaire.

Il arrive assez souvent que dans la dernière période du travail, bien que les douleurs conservent leur régularité et leurs forces, bien que le bassin soit normalement conformé, la naissance du premier enfant se fasse attendre assez longtemps.

Dans ces cas, si la santé de la mère ou celle de l'enfant est mise en danger, ou si la mère est épuisée par un long travail, il faudra intervenir. On appliquera donc le forceps si c'est la tête qui se présente; on fera des tractions convenables si c'est le siége qui est engagé le premier.

Il arrive parfois, assez souvent, qu'après la naissance du premier enfant dans une situation favorable, le second s'engage suivant une position vicieuse. La version sera indiquée, elle pourra et devra être faite de suite si les contractions utérines ne sont pas interrompues, mais il faudra, dans les cas où elles ont cessé, attendre ou les provoquer avant de commencer cette opération. Cependant, si après une heure, on n'a pas pu les réveiller, on rompra les membranes et on procédera à la version.

Quelques accoucheurs conseillent de laisser à la nature les soins d'expulsion du tronc, quand les pieds ont été amenés à la vulve. Le but de cette pratique est de donner à la matrice le temps de se contracter sur le fœtus sortant, d'éviter par cela même une déplétion rapide de cet organe, de prévenir l'hémorrhagie qui pourrait en être la conséquence et prévenir le redressement des bras le long de la tête.

L'application du forceps sera rarement employée pour extraire le second fœtus; cependant, si sa santé devait en souffrir, il ne faudrait pas manquer de l'appliquer.

La version, dit M. Tarnier, sera toujours préférée, car elle a l'avantage d'exciter la face interne de la matrice et d'en réveiller les contractions.

Nous avons vu que dans les cas, où l'un des fœtus est mort depuis longtemps et dès les premiers mois de la grossesse, il est le plus habituellement expulsé avec le vivant. Il peut arriver cependant exceptionnellement que son extraction soit entourée de grandes difficultés.

Cazeaux dit que dans un cas observé par le Dr Casabon, l'orifice du col se rétracta après l'extraction du délivre et ce ne fut qu'avec beaucoup de peine que ce médecin parvint à vaincre cette résistance, à pénétrer dans la matrice et à extraire un petit avorton de quatre mois.

Il est bien rare que les deux têtes s'engagent à la fois, le volume de chacune d'elles bien que le plus souvent plus petit que celui d'un enfant à terme, devient considérable quand les deux têtes se trouvent adossées. Elles n'ont pas non plus toujours le même développement, de sorte que la plus rigide déplace la plus mobile, que celle sur laquelle portent les contractions utérines éloigne l'autre. Si un pareil cas se présentait, on essayera de repousser celle des têtes qui est la plus mobile ; si on ne réussit pas, on appliquera le forceps ou enfin on réduira le volume de la tête du premier, pour pouvoir obtenir le second vivant.

Cependant il faut attendre dans ces cas, car, comme les têtes ne sont pas volumineuses, l'accouchement peut quelquefois se terminer spontanément, témoin un cas cité par Allan dans les Transactions médico-chirurgicales, t. XII.

Chailly-Honoré cite un cas de grossesse triple dans lequel deux têtes se présentaient à la fois, mais la seconde était placée entre l'épaule et la tête du premier. Il souleva avec la main introduite dans la matrice cette seconde tête et l'accouchement se termina; le troisième enfant est venu par l'extrémité pelvienne. Les deux premiers avaient le même chorion, le troisième un chorion particulier.

On agira de la même manière si les deux siéges, les

genoux ou les pieds des deux fœtus se présentaient ensemble.

En général, les membranes du fœtus qui doit naître le second ne se rompent, qu'après la naissance du premier, mais il peut arriver, soit par la faute de l'accoucheur, qui ne prend pas assez de précaution, soit spontanément, que cette rupture se produise en même temps que celle des membranes du premier. Les anciens craignaient surtout la confusion de plusieurs membres inférieurs, ils avaient peur de prendre, dans une version, deux membres appartenant à deux fœtus différents. Nous croyons qu'il sera toujours possible, en introduisant la mai 1 dans la matrice de reconnaître la hanche ou le tronc appartenant à chacune de ces extrémités. Du reste, comme le diagnostic présente de certaines difficultés, on peut se borner à pratiquer alors la version en tirant sur un seul pied.

Nous empruntons à Cazeaux un exemple qui donnera l'idée des difficultés qu'on peut rencontrer, tant pour le diagnostic, que pour la réduction des parties qui se présentent :

« Plesman raconte que, dans un cas, il trouva l'orifice bouché par des parties engagées qui lui semblèrent, au premier examen, des mains et des pieds en quantité. Un toucher plus exact lui fait distinguer quatre extrémités inférieures, sorties jusqu'au jarret, et un bras. » « Je fus, dit-il, alors dans une « grande perplexité : 1° parce que je ne trouvais aucune possibi- « lité d'introduire ma main dans la matrice pour aller chercher « et distinguer les deux pieds de chaque enfant ; 2° parce que « tous mes efforts furent inutiles pour faire rentrer même une « seule de ces extrémités ; 3° parce que, en tirant sur deux « seulement, je pouvais confondre et amener à la fois les pieds « de deux fœtus différents ; 4° parce que enfin, même en sai- « sissant deux pieds appartenant au même fœtus, je pouvais, « en tirant sur eux, entraîner les autres parties et augmenter

« les difficultés. Fort embarrassé et pressé d'agir, il me vint « dans l'idée de me servir d'un moyen recommandé par Hip- « pocrate dans des circonstances différentes : de faire suspendre « la femme par les pieds, espérant que la tête et le tronc des en- « fants entraîneraient par leur poids une ou plusieurs extré- « mités au fond de la matrice encore distendue par les eaux.

« Le mari et le beau-frère de la femme passèrent leurs bras « sous les jarrets et la tinrent ainsi suspendue, de manière que « la tête et les épaules seulement portèrent sur le chevet. Aus- « sitôt je montai debout sur le lit; je voulais essayer de re- « pousser dans la matrice une ou plusieurs extrémités sorties, « mais déjà deux étaient rentrées par la seule position de la « mère, et les trois autres les suivirent à l'aide de mes doigts. « Aussitôt je pus introduire ma main dans l'utérus, et en re- « tirer successivement trois enfants par les pieds. »

Si un pareil cas se présentait, on serait en droit d'essayer ce singulier moyen.

Il peut arriver, à la suite d'une version ou d'une présentation primitive du premier enfant par l'extrémité pelvienne, que le tronc soit sorti au dehors et qu'il soit arrêté au-dessus du détroit inférieur par la tête du second enfant.

Ce n'est le plus souvent qu'après de nombreuses tractions qu'on reconnaît l'obstacle à l'accouchement. Smellie, le premier, appliqua le forceps dans un cas de ce genre, ce fut aussi la première application du forceps dans une grossesse gémellaire.

Nous avons été témoin cette année à la Clinique d'un pareil cas que nous publions, en engageant, si un exemple semblable se présentait, de suivre la conduite de notre maître distingué :

Rosalie C..., âgée de 36 ans, d'une bonne constitution et d'une conformation du bassin normale, entra le 22 juin 1869, à 6 heures du matin à la salle d'accouchement.

Cette femme a eu deux fausses couches, l'une à deux, l'autre à trois mois, et deux enfants à terme.

Réglée à 18 ans régulièrement, elle a vu les dernières règles apparaître le 8 septembre 1868.

Comme complications de la grossesse ; elle a eu quelques nausées et vomissements au début.

Les premières douleurs ont commencé le 21 juin, à onze heures du soir. La rupture des membranes, qui s'est faite spontanément, a précédé de deux heures les douleurs.

Au moment de l'arrivée de la malade à la Clinique, le tronc du premier enfant était sorti hors les parties génitales externes, depuis trois heures du matin. Des tentatives d'extraction avaient été faites en ville, sans amener aucun résultat. On sentait dans l'excavation une tête assez profondément engagée et que l'on prit tout d'abord pour la tête appartenant au tronc qui était expulsé; on s'aperçut, peu d'instants après, que cette tête était celle d'un second enfant. On prévient M. Depaul qui, au moment de son arrivée, trouva cette tête plus profondément engagée encore; il fit une application de forceps sur la seconde tête, qui rendit facile l'extraction de ce second enfant, et en même temps, amena la sortie de la tête du premier.

Cette femme avait des contractions très-énergiques et faisait de violents efforts d'expulsion. L'accouchement fut terminé à sept heures et demie du matin le 22 juin. La délivrance a été naturelle, il y avait 1 seul placenta, 2 chorions et 2 amnios.

Les deux enfants sont nés morts. On remarquait sur la poitrine, et principalement sur le côté gauche de l'enfant qui présentait le sommet, une forte dépression produite par la tête du premier, qui a occasionné la mort de ce second enfant. Tous les deux étaient du sexe féminin, le premier pesait 2,140 grammes, et le second 2,040 grammes. Les diamètres de la tête étaient :

	1er *enfant.*	2e *enfant.*
Occ.-front.,	10 cent.	10 cent. ;
Bi-pariet.,	9 —	9 —
Occ. ment.,	12 —	12 —
Sous.-occ. breg.,	9 —	9 — 1/2.

La femme sortit le 3 juillet complétement rétablie.

Mme Lachapelle cite un cas pareil, les deux têtes étaient petites, et les deux enfants sont venus ensemble.

Dans le cas observé par Clough, l'accouchement se termina spontanément, la seconde tête fut expulsée par les contractions utérines énergiques, la première fut extraite ensuite.

Esnaux de Dijon appliqua le forceps sur la tête du second fœtus et, après avoir fait relever le tronc du premier vers le pubis, termina l'accouchement.

Dans le cas du Dr Carrière, de Saint-Dié, le fœtus qui se présentait le second au début du travail, sortit le premier. M. Perrochaud (thèse 1843) rapporte un fait dans lequel la réduction de la tête du second fœtus dans la matrice, fut possible. Le premier qui se présentait était mort, mais le second est venu vivant.

Haedreich (*Journal de Malgaigne*, 1845, t. III);

M. Calisse (*Gazette médicale*, t. V, 1837);

Le Dr James Balfour (*Gaz. des Hôp.*, 25 mars 1858) cite des cas analogues.

Dans les cas difficiles, il faudra suivre la conduite de M. le professeur Depaul, néanmoins il faut savoir attendre, car il est possible que la nature termine seule l'accouchement, comme dans les cas de Fergusson, Alexandre, Allan et Mme Lachapelle.

M. Jacquemier a publié la relation d'un fait qu'il a observé à la Maternité :

Une femme mourante fut apportée à l'hôpital. Elle était enceinte de neuf mois, les eaux rompues depuis trois jours. Des tentatives d'extractions avaient été faites sans succès. A l'autopsie, on trouva une tête plongée dans l'excavation, en position occipito-cotyloïdienne gauche, elle avait franchi le col. Le second enfant était en seconde position de l'épaule gauche, la tête reposait sur la fosse iliaque droite, et le devant du cou, situé au-dessous de l'épaule antérieure du premier fœtus, embrassait exactement son cou dans un demi-anneau ; l'épaule gauche appuyait sur le rebord gauche du bassin, et le tronc se relevait parallèlement à celui du premier, dans le côté gauche de la matrice. Le premier pesait 6 livres 1/2, le second 7 1/2.

Un des fœtus peut se présenter par la tête ou l'extrémité pelvienne, tandis que l'autre se présente dans la position de l'épaule qui, comme nous avons vu plus haut, est le plus souvent consécutive. La version dans ce cas sera indiquée.

Enfin, il peut arriver que les deux fœtus se présentent par l'épaule et qu'on soit appelé à faire deux versions successives. M. le professeur Depaul nous a parlé d'un cas de ce genre qu'il a eu l'occasion d'observer en ville.

Nous publions une observation d'un accouchement semblable qui s'est présenté en 1867 à la Maternité de Paris.

Pierre, veuve Multuelle, âgée de 30 ans, multipare, a eu ses dernières règles du 3 au 8 décembre 1866. La grossesse n'offrait rien de particulier qu'un développement plus considérable du ventre jusqu'au septième mois. A cette époque, les membres inférieurs et la paroi abdominale s'infiltrèrent sans que la femme, du reste, éprouvât d'autres troubles.

Le travail se déclara le 9 septembre 1867, à 5 heures du matin. Elle arriva à la Maternité à 10 heures du soir. La dilatation était alors complète ; les membranes entières et au-dessus d'elles un coude très-mobile. Les membranes se sont rompues aussitôt après et on reconnut facilement qu'on avait affaire à une présentation de l'épaule droite, en position O. I. D. La tête occupait la fosse iliaque droite; les bruits du cœur fœtal s'entendaient à gauche, en bas et en avant. L'utérus était volumineux; on sentait des parties fœtales multiples, au travers les parois abdominales, ce qui fit penser qu'il y avait deux enfants. A 10 heures 50 minutes, on pratiqua la version qui dura trois minutes. Ce premier enfant était du sexe féminin et pesait 3,150 grammes.

Après la sortie de cet enfant, on trouva une seconde poche d'eau, et à travers les membranes on sentit la tête à demi étendue. On pouvait aussi par le toucher sentir le front, les yeux et la racine du nez à gauche du bassin. Il y avait aussi une procidence de la main.

Les bruits du cœur fœtal s'entendaient à droite, en bas et en avant.

Les contractions utérines se renouvelèrent aussitôt après la sortie du premier enfant. A 11 heures 25 minutes, on rompit les membranes, afin de faire appuyer la tête sur l'orifice.

A minuit 5 minutes, on trouva le coude par le toucher et la tête remontée dans la fosse iliaque droite. Enfin on constata nettement une présentation de l'épaule gauche en position C. J. D. La main gauche s'était déployée dans le vagin.

A minuit 25 minutes, du sang commença à s'écouler par la vulve.

On fit alors une version, et on amena un enfant du sexe féminin, qui pesait 2,400 grammes, qui était violacé et ne respirait pas, mais qu'on a pu ramener à la vie.

L'hémorrhagie, qui avait commencé avant la seconde version, continua pendant les manœuvres et après la sortie de ce second enfant.

On administra, à deux reprises différentes, du seigle ergoté qui arrêta enfin l'hémorrhagie.

La délivrance s'est faite naturellement 2 minutes après la sortie du second enfant. 2 chorions et 2 amnios, 4 feuillets pour la cloison, placenta unique.

Tout ce que nous avons dit, relativement à la conduite à tenir dans les cas d'accouchement double, s'applique également à ceux, où il y a plus de deux fœtus. Ainsi, après la sortie du second enfant, on éveillera les contractions utérines, on rompra les membranes et on attendra, ou on fera l'extraction du troisième. On agirait de même pour le quatrième ou le cinquième enfant, si ce cas se présentait.

Seulement on aura soin de surveiller l'état de la matrice ; on préviendra sa déplétion rapide, car alors l'hémorrhagie serait encore plus grave que dans un cas de grossesse gémellaire.

Nous allons dire quelques mots des fœtus multiples adhérents, en envisageant cette question seulement au point de vue des difficultés qu'elle peut présenter pendant l'accouchement.

Les fœtus monstres sont contenus toujours dans une seule poche amniotique ; ils peuvent être réunis par la tête, le siége, ou par le tronc.

Le diagnostic, dans tous ces cas, n'est point facile à établir, surtout lorsque les membranes ne sont pas encore rompues ; mais même en introduisant la main dans la matrice, l'adhérence est très-difficile, impossible même dans la plupart des cas à constater.

Les fœtus réunis par la tête peuvent se présenter ou par cette extrémité, ou par l'extrémité pelvienne. Dans le second cas, les troncs sortent facilement au dehors, et la vraie difficulté n'existe que pour l'extraction des têtes, de même que dans le premier cas. On agira alors sur la tête du second, qui met ordinairement obstacle à la terminaison ; on essayera de repousser l'une pendant que l autre s'engagera ; enfin on aura recours au forceps, au céphalotribe, à la crâniotomie, en agissant sur la tête postérieure, dans les cas où on ne pourrait espérer une fin plus heureuse.

Quand les fœtus sont soudés par le siége, presque toujours la grande laxité du lieu permet le chevauchement de l'un sur l'autre et une terminaison spontanée.

Enfin, quand ils sont réunis par le tronc dans une plus ou moins grande étendue, la difficulté de l'accouchement est très-grande, surtout dans les cas où ils sont bicéphales.

Les docteurs Derieu et Boursier de Creil citent chacun un cas dans lequel on a pu extraire les deux jumeaux accolés ainsi l'un à l'autre.

Dans ces cas, on aura recours, après tous les essais, à la version, puis, s'il y a insuccès, aux opérations sanglantes.

Il faudra pourtant ne pas être pressé dans de pareilles circonstances ; car les exemples d'une terminaison spontanée se sont bien des fois présentés. Cela s'explique, en effet, par le peu de développement de ces monstres, par leur mort, et dans quelques cas par la putréfaction qui les a envahis ; enfin par leur expulsion avant terme.

Dugès, Baudelocque, Chevreuil et d'autres ont cité des cas où un monstre volumineux, et à terme, a été expulsé spontanément.

Les règles à suivre dans un cas de fœtus multiple adhérent, dit Moreau, sont difficiles à tracer ; l'accoucheur s'y prendra le mieux qu'il pourra, en se laissant guider par les circonstances.

Il serait insensé, dit cet auteur, de recourir à une opération pour sauver un monstre, au risque de faire périr la mère.

Délivrance.

On ne devra s'occuper de la délivrance qu'après la naissance du dernier enfant ; l'union très-commune des placentas, le développement de l'utérus et la persistance d'une circulation très-active dans les parois de cet organe exposeraient à une hémorrhagie grave par un décollement prématuré et incomplet du délivre.

Si cependant le placenta décollé venait à se présenter à l'orifice, si surtout il mettait obstacle à la sortie du second enfant, il faudrait l'extraire alors, mais avec beaucoup de précaution, pour ne pas décoller l'autre placenta ; car il arrive souvent qu'ils adhèrent tous deux ensemble. Une hémorrhagie mortelle pour la femme et une asphyxie de l'enfant pourraient en être la conséquence.

Plusieurs accoucheurs se fondant sur ce fait, que la rétraction utérine est d'autant plus régulière et énergique que la déplétion de cet organe a été plus lente et plus graduelle, ont conseillé d'attendre plusieurs heures après la naissance du dernier enfant, avant de pratiquer la délivrance. Mme Lachapelle, au contraire, conseille d'extraire le placenta le plus tôt possible, en disant que a présence de ce corps ne peut qu'entretenir la langueur de l'utérus et le fatiguer par son irritation.

Un délai aussi long, que celui qui est conseillé par quelques accoucheurs, n'est applicable que dans quelques cas exceptionnels ; lorsque les contractions utérines ne se sont pas ranimées et lorsque le décollement ne peut pas s'effectuer. Il arrive parfois, que les contractions utérines ne peuvent parvenir à décoller complétement le placenta ; dans ces cas, la portion du placenta adhérent, réagit sur la matrice et l'empêche de se contracter convenablement ; les vaisseaux restant béants, il se produit une hémorrhagie. Si les contractions sont insuffisantes il faut les provoquer par quelques frictions sur le ventre, des titillations du col, enfin, par l'administration de quelques doses de seigle ergoté avant de procéder à la délivrance artificielle, qui, le plus souvent sera faite de trente minutes à une heure après la naissance du dernier enfant. Dans tous les cas, on devra attendre, si c'est possible, le décollement du délivre.

L'utérus revient lentement sur lui-même dans un accouchement multiple, sa distension ayant été considérable, de là aussi la fréquence plus grande des pertes de sang.

Aussitôt le décollement placentaire effectué, on devra extraire le délivre, car son volume considérable empêche les contractions et favorise le relâchement de la matrice.

Pour faciliter le décollement, on pourrait placer deux ligatures sur chaque cordon ; le sang se ramassant ainsi dans le placenta facilite son détachement.

Pour extraire au dehors les masses placentaires on exercera des tractions d'abord sur le premier, ensuite sur le second cordon ; celui qui offrira le moins de résistance sera préféré, et ce placenta sera extrait le premier. M. P. Dubois dit, qu'il lui a paru, que les tractions exercées sur le cordon du dernier né étaient ordinairement plus fructueuses, et qu'elles l'étaient au contraire beaucoup moins, quand on les exerçait sur les deux cordons simultanément. Du reste, quelques tractions décident habituellement la question.

Enfin, il peut arriver, et nous en avons trouvé quelques exemples à la Clinique, que la persistance des adhérences du placenta compliquée d'inertie utérine retarde la délivrance. Le col dans ce cas peut se fermer en partie et la délivrance artificielle doit être alors opérée.

Quand les placentas sont expulsés, une hémorrhagie secondaire plus ou moins abondante peut encore se produire. Mme Lachapelle cite un cas d'hémorrhagie mortelle survenue le neuvième jour après un accouchement gémellaire, et qu'elle attribue à la présence d'un petit caillot resté dans l'utérus, qui, en irritant ses parois produisait des pertes répétées, et enfin la dernière qui fut mortelle.

Nous avons trouvé à la Clinique huit exemples de ces hémorrhagies graves qui sont survenues après la délivrance et qui, grâce aux soins particuliers qui ont été donnés, n'ont pas été mortelles. Les moyens à employer pour les arrêter sont les mêmes, que si la grossesse avait été unique; frictions abdominales, extractions des caillots, compresses froides sur le ventre, compression de l'aorte et l'administration du seigle ergoté.

BIBLIOTHÈQUE IMPÉRIALE
IMPR.

www.ingramcontent.com/pod-product-compliance
Ingram Content Group UK Ltd.
Pitfield, Milton Keynes, MK11 3LW, UK
UKHW020318220726
13923UKWH00003B/1232